Sitzungsberichte
der Heidelberger Akademie der Wissenschaften
Mathematisch-naturwissenschaftliche Klasse

Die Jahrgänge bis 1921 einschließlich erschienen im Verlag von Carl Winter, Universitätsbuchhandlung in Heidelberg, die Jahrgänge 1922—1933 im Verlag Walter de Gruyter & Co. in Berlin, die Jahrgänge 1934—1944 bei der Weißschen Universitätsbuchhandlung in Heidelberg. 1945, 1946 und 1947 sind keine Sitzungsberichte erschienen. Ab Jahrgang 1948 erscheinen die ,,Sitzungsberichte'' im Springer-Verlag.

Inhalt des Jahrgangs 1951:
1. A. Mittasch. Wilhelm Ostwalds Auslösungslehre. DM 11.20.
2. F. G. Houtermans. Über ein neues Verfahren zur Durchführung chemischer Altersbestimmungen nach der Blei-Methode. DM 1.80.
3. W. Rauh und H. Reznik. Histogenetische Untersuchungen an Blüten- und Infloreszenzachsen sowie der Blütenachsen einiger Rosoideen, I. Teil. DM 10.—.
4. G. Buchloh. Symmetrie und Verzweigung der Lebermoose. Ein Beitrag zur Kenntnis ihrer Wuchsformen. DM 10.—.
5. L. Koester und H. Maier-Leibnitz. Genaue Zählung von β-Strahlen mit Proportionalzählrohren. DM 2.25.
6. L. Heffter. Zur Begründung der Funktionentheorie. DM 2.30.
7. W. Bothe. Die Streuung von Elektronen in schrägen Folien. DM 2.40.

Inhalt des Jahrgangs 1952:
1. W. Rauh. Vegetationsstudien im Hohen Atlas und dessen Vorland. DM 17.80.
2. E. Rodenwaldt. Pest in Venedig 1575—1577. Ein Beitrag zur Frage der Infektkette bei den Pestepidemien West-Europas. DM 28.—.
3. E. Nickel. Die petrogenetische Stellung der Tromm zwischen Bergsträßer und Böllsteiner Odenwald. DM 20.40.

Inhalt des Jahrgangs 1953/55:
1. Y. Reenpää. Über die Struktur der Sinnesmannigfaltigkeit und der Reizbegriffe. DM 3.50.
2. A. Seybold. Untersuchungen über den Farbwechsel von Blumenblättern, Früchten und Samenschalen. DM 13.90.
3. K. Freudenberg und G. Schuhmacher. Die Ultraviolett-Absorptionsspektren von künstlichem und natürlichem Lignin sowie von Modellverbindungen. DM 7.20.
4. W. Roelcke. Über die Wellengleichung bei Grenzkreisgruppen erster Art. DM 24.30.

Inhalt des Jahrgangs 1956/57:
1. E. Rodenwaldt. Die Gesundheitsgesetzgebung der Magistrato della sanità Venedigs 1486—1550. DM 13.—.
2. H. Reznik. Untersuchungen über die physiologische Bedeutung der chymochromen Farbstoffe. DM 16.80.
3. G. Hieronymi. Über den altersbedingten Formwandel elastischer und muskulärer Arterien. DM 23.—.
4. Symposium über Probleme der Spektralphotometrie. Herausgegeben von H. Kienle. DM 14.60.

Inhalt des Jahrgangs 1958:
1. W. Rauh. Beitrag zur Kenntnis der peruanischen Kakteenvegetation. DM 113.40.
2. W. Kuhn. Erzeugung mechanischer aus chemischer Energie durch homogene sowie durch quergestreifte synthetische Fäden. DM 2.90.

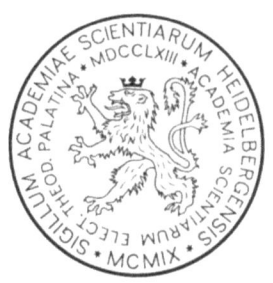

Sitzungsberichte der Heidelberger Akademie der Wissenschaften
Mathematisch-naturwissenschaftliche Klasse
Jahrgang 1971, 6. Abhandlung

W. Doerr

Wandlungen der Krankheitsforschung

Über „Standpunkte" in der Pathologie
150 Jahre nach R. Virchows Geburtstag

(Vorgelegt in der Sitzung vom 5. Juni 1971)

Springer-Verlag Berlin Heidelberg New York 1971

ISBN-13: 978-3-540-05547-1   e-ISBN-13: 978-3-642-46273-3
DOI: 10.1007/978-3-642-46273-3

Das Werk ist urheberrechtlich geschützt. Die dadurch begründeten Rechte, insbesondere die der Übersetzung, des Nachdruckes, der Entnahme von Abbildungen, der Funksendung, der Wiedergabe auf photomechanischem oder ähnlichem Wege und der Speicherung in Datenverarbeitungsanlagen bleiben, auch bei nur auszugsweiser Verwertung, vorbehalten.
Bei Vervielfältigung für gewerbliche Zwecke ist gemäß § 54 UrhG eine Vergütung an den Verlag zu zahlen, deren Höhe mit dem Verlag zu vereinbaren ist.
© by Springer-Verlag Berlin · Heidelberg 1971.   — Die Wiedergabe von Gebrauchsnamen, Warenbezeichnungen usw. in diesem Werk berechtigt auch ohne besondere Kennzeichnung nicht zu der Annahme, daß solche Namen im Sinne der Warenzeichen- und Markenschutz-Gesetzgebung als frei zu betrachten wären und daher von jedermann benutzt werden dürften.

Universitätsdruckerei H. Stürtz AG, Würzburg

Wandlungen der Krankheitsforschung
Über „Standpunkte" in der Pathologie
150 Jahre nach R. Virchows Geburtstag *

WILHELM DOERR

Pathologisches Institut der Universität Heidelberg

Mit 3 Abbildungen

Wird der Pathologe aufgerufen, zu Fragen Stellung zu nehmen, welche einen größeren Kreis ansprechen, hat er zwei Möglichkeiten: Er kann einmal einen Blick in seine Werkstatt gewähren, also über bestimmte Ergebnisse seiner handwerklichen Arbeit berichten. Die mit moderner Technik gewonnenen Daten der Krankheitsforschung schlagen jeden in ihren Bann, der von den feineren Gesetzlichkeiten der Pathomechanik erfährt. Gleichwohl werden Wert und Unwert jahrelanger Bemühungen über den Tag und über die Stunde hinaus oft erst in größeren zeitlichen Abständen erfaßt.

Die Pathologen sind daher vielfach ganz anders vorgegangen: Sie haben sich mit den Strömungen der aktuellen Medizin auseinandergesetzt. Sie haben „Standpunkte" bezogen und „Meinungen" vertreten. Sie haben Grund und Gegengrund abgewogen und ein eigenes Urteil erarbeitet.

Ich möchte den zweiten Weg beschreiben. Die Gelegenheit ist günstig. Die Pathologen in aller Welt werden im Herbst dieses Jahres des 150. Geburtstages von Rudolf Virchow (13. Oktober 1821) gedenken. Ich möchte keine Epopöe versuchen. Vielmehr möchte ich den Spuren eines meiner Amtsvorgänger, des o. Mitgliedes unserer Akademie, des Prof. Dr. Paul Ernst, folgen. Ernst (Abb. 1) hat das große Verdienst, aus der Sicht des Fachmannes — er war ein hervorragender Kenner der Pathologie der Zelle — die Problemgeschichte, nicht nur der Pathologie sensu stricto, sondern

---

* Festvortrag, Jahresfeier der Akademie, 8. Mai 1971.

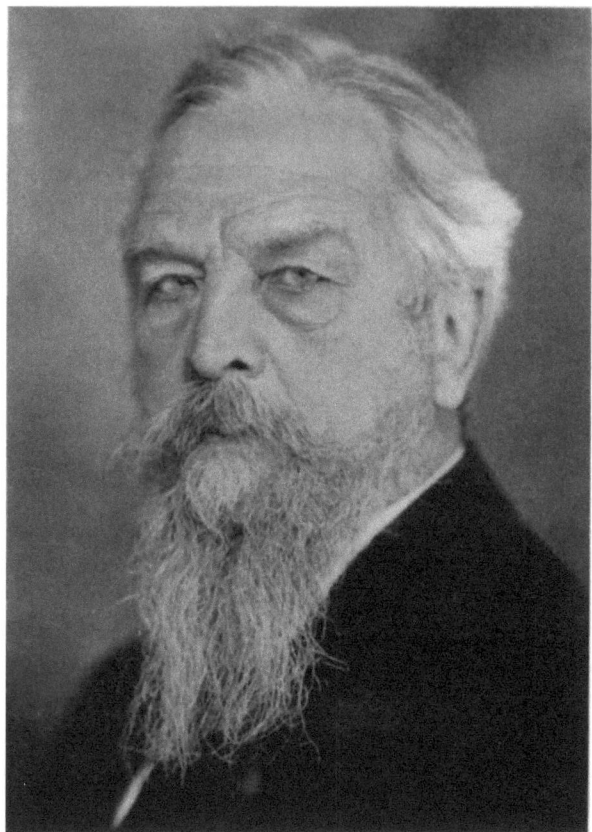

Abb. 1. Paul Ernst. 26. IV. 1859—18. XII. 1937

der Krankheitsforschung schlechthin dargestellt zu haben. Er sprach von ,,*Epochen*" der Medizin, gelegentlich von ,,*Wellen*" der Entwicklungsgeschichte, von einer Variation des Themas, und er pflegte hinzuzufügen — er galt als konzertreifer Geigenspieler —, Variationen eines Themas seien unendlich.

Der Leser dieser Zeilen wird teils mit Verwunderung, teils mit Mißtrauen die beiden großen Tabellen 1 und 2 betrachten[1]. Sie sollen bestimmte Zusammenhänge veranschaulichen, welche freilich mehr den Rahmen als den Inhalt unserer Darstellung ausmachen. In diesen Sachbezug sei auch Rudolf Virchow gestellt. Seine im-

---

[1] Tabelle 1 siehe Falttafel in der Einstecktasche am Schluß der Abhandlung, Tabelle 2 siehe S. 14 u. 15.

ponierende Gestalt wird um so leichter verständlich, je besser wir die „Wurzeln" der wissenschaftlichen Medizin erkennen.

Ich sehe meine Aufgaben in folgendem:

1. Erläuterung dessen, was man „Wellen" oder „Wurzeln" der Medizin nennen kann.
2. Erinnerung an die wichtigsten Merkmale der Lebens- und Schaffensperioden Rudolf Virchows.
3. Prüfung der Frage, was uns gegeben wurde und was geblieben ist.
4. Suche nach den Kriterien der Pathologie unserer Zeit.

Daß heute ein Gegensatz zwischen Medizin und Geschichte, ganz allgemein zwischen Natur- und Geisteswissenschaften, errichtet wurde, hat seinen Grund darin, daß den beiden Welten verschiedene Aufgaben zugewiesen sind (E. Schwalbe, 1920). Beide dienen der Erkenntnis des Wirklichen, aber auf verschiedene Weise und auf getrennten Wegen. Während die Naturwissenschaften diese Erkenntnis im allgemeinen in Form der Naturgesetze suchen, so erkennen die Geisteswissenschaften das Einzelne in geschichtlich bestimmter einmaliger Gestalt (Windelband, 1894; Rickert, 1896). Also sind erstere eine Gesetzeswissenschaft und nomothetisch. Eine Gesetzeswissenschaft sucht, was immer ist, war und sein wird. Die Geisteswissenschaften aber sind Ereigniswissenschaft und idiographisch. Jene sucht, was gewesen ist und nicht wiederkehrt. Die Naturwissenschaft wendet sich an die allgemeine Wirklichkeit nach einem generalisierenden Verfahren. Sie sucht den gesetzmäßigen Ablauf, sie erkennt Kausalzusammenhänge, Ideen und Typen, sie arbeitet nach dem Worte Kants: Natur ist das Dasein der Dinge, sofern es nach allgemeinen Gesetzen bestimmt ist. — Dagegen wendet sich, wenn ich recht sehe, die Geisteswissenschaft an die singulare Wirklichkeit, an das Einmalige und Besondere, an das Individuelle und in irgendeiner Richtung — logisch, ethisch, ästhetisch — Wertvolle, also an das, was aus der blassen Alltäglichkeit herausgehoben erscheint (P. Oppenheim, 1926).

Selbstverständlich gibt es Verbindungsbrücken, also Übergänge, gerade in der Pathologie unserer Zeit. Bedeutet dies aber, daß Geschichte, nämlich die Problemgeschichte der Pathologie, in der Hoffnung auf einen Fortschritt betrachtet werden darf? Vergleicht man unsere Medizingeschichte mit einer Wellenbewegung, etwa einer

Sinuskurve, so ist es schwierig, den Fortschritt zu beweisen. Die Optimisten berufen sich auf Hegel, der die Geschichte als den Fortschritt im Bewußtsein der Freiheit definiert. Die Optimisten glauben an die Perfektibilität des Menschen und sehen in Revolutionszeiten eine Morgenröte. Die Pessimisten halten es mit Schopenhauer. Die Geschichte sei das ewige Einerlei (Ernst, 1928).

Die an den intellektuellen Fortschritt glauben, weisen darauf hin, daß die Summe des Wissens ständig größer werde, daß unsere Kinder mühelos die Ergebnisse der Arbeiten ihrer Eltern und Voreltern lernten. Wachsen aber auch die Fähigkeit des Erkennens, die Kraft des Denkens, die Selbständigkeit im Urteil?

P. Ernst hatte, als er sich mit den ,,Wellen" beschäftigte, empfohlen, *Längsschnitte* zu legen (Tabelle 1). Auf Längsschnitten durch die Zeiten erkenne man die Aufeinanderfolge des Gleichartigen. Darin kämen Richtung, Kraft und Auftrieb einer Bewegung zum Ausdruck. Er hatte empfohlen, wellenartige Kurven, am besten in verschiedenen Farben, den 4 Hauptarbeitsrichtungen entsprechend, einzutragen. Er selbst hat keine mir bekannt gewordene Graphik hinterlassen. Man kann sich unschwer vorstellen, daß 2 benachbarte Kurven, etwa der solidarpathologischen und der anatomischen Richtung, sollten die Amplituden aufeinander zu orientiert sein, leicht zu Interferenzen führen müßten. So könnten bestimmte Forscher oder deren Arbeitsgruppen, obwohl einer definierten Hauptrichtung zugehörig, doch auch in ein anderes Feld gelangen oder vielleicht in mehr als einer Richtung Heimatrecht gewinnen. C. v. Rokitansky gehört, um ein Beispiel zu nennen, mit Sicherheit in die anatomische Richtung. Er ist der eigentliche Begründer der pathologischen Anatomie im deutschen Sprachgebiet. Durch seine Arbeiten über die Fibrinkrasen jedoch gehört er auch, natürlich nur für diese Fragen, in den Strom der Humoralpathologie. Könnte ich — senkrecht zur Bildebene orientierte — Querschnitte legen, bekämen Sie einen besseren Begriff von dem Nebeneinander des Gleichzeitigen und dem Hin und Her der Problembezüge.

Die Prinzipien der Säulen, d.h. der Hauptströme der Medizinentwicklung, sind im Grundsatz bekannt. Die *erste Wurzel* reicht weit zurück. Sie führt in die Blüte des griechischen Geisteslebens:

4 Grundstoffe (Feuer [Wärme], Wasser [Feuchte], Luft [Kälte], Erde [Trockenheit]),

4 Kardinalsäfte (Blut, Schleim, gelbe und schwarze Galle),

4 Temperamente (das sanguinische, phlegmatische, cholerische, melancholische Temperament),

4 Konstitutionstypen,

die Vierzahl, unter der Macht der Zahlensymbolik, denn *Tetraktys*, als der ersten Quadratwurzelzahl der Pythagoräer, ist die Quelle aller Dinge, die Quelle zugleich der Körpersäfte, deren Eukrasis Gesundheit garantiert.

Die sich hieraus herleitende Krasenlehre mag als humorales Gegengewicht gegen einseitigen lokalisierenden Organizismus verstanden werden. Dies ist *Humoralpathologie*.

Die *zweite Wurzel* geht auf Demokrit, genauer: auf die Atomlehre des Leukippos zurück. Diese Atome seien unvergänglich, ungeworden, gleichartig, nur durch Gestalt, Größe, Härte, Lage, Ordnung verschieden. Sie seien die Ursache der verschiedenen Eigenschaften der Dinge. Alle qualitativen Verhältnisse werden auf quantitative bezogen. Es gibt keinen Zufall, alles ist mechanische Notwendigkeit. Gesundheit sei die Harmonie und Symmetrie der Teile. Dies ist *Solidarpathologie*.

Die *vierte Wurzel*, um diese zuerst zu erläutern, ist schwieriger zu fassen: Christlich-religiöse Motive verbanden sich mit platonischer Überlieferung, jüdischen Einflüssen und der indisch-persischen Emanationslehre zur „neuplatonischen Lehre", die in den ersten christlichen Jahrhunderten in Alexandrien blühte. Ernst verweist Aristoteles an diesen Platz, wohl wegen des geistigen Prinzips der anima rationalis (Mensch), sensitiva (Tier) und vegetativa. Hierher gehören auch die Pneumalehre, der Archäus des Paracelsus, die neuzeitlichen spiritistischen, mystischen, die theo- und anthroposophischen Vorstellungen, die Psychoanalyse und, wenn man will, die Psychotherapie.

Wenn wir die *dritte Wurzel*, die anatomische, prüfen, so müssen wir sagen, sie ist jünger: Herophilus und Erasistratos hatten keinen ärztlichen Auftrag. Ihre Anatomie glich einer humanen Zootomie; sie waren Biologen. Galens Anatomie hat keinen inneren Bezug zu seiner eigenen, im Grunde rein humoralpathologischen Theorie der Medizin. Der Jenseitsglaube der Ägypter und der Ahnenkult der Chinesen ließen die Anatomie nicht zu. Auch den Griechen war der tote Körper heilig. Die Notwendigkeit, den inneren Körper zu erforschen, hat erst das Abendland erkannt. *Im anatomischen Gedanken hat die abendländische Medizin den ihr angemessenen Ausdruck gefunden.* Andreas Vesalius wurde durch seine 7 Bände de corporis humani fabrica (1543) zum Vater der abendländischen Medizin. Denn aus der Anatomie entstand die Physiologie. Sie ist nun keine Spekulation mehr, denn die Anatomie bleibt ihr Rückgrat und hält sie an die Organe gebunden. Das Jahr 1761 ist das Geburtsjahr der pathologischen Anatomie. Jetzt erschien das epochemachende Werk von Gianbattista Morgagni über die Sitze und Ursachen der Krankheiten. Wie es Virchow 1894 in Rom formulierte, wies Morgagni den Krankheiten einen Sitz, einen Schauplatz in den Organen an. Morgagni führte den anatomischen Gedanken in die klinische Medizin ein. Auf diesem Boden entwickelte sich die Organdiagnostik der Inneren Medizin mit Auskultation, Perkussion, Röntgendarstellung auch komplizierter Sachverhalte, mit Katheterismus von Herz und Gefäßen, mit Lymphangiographie und endoskopischer Diagnostik. Chirurgie, gleich welcher Organbezogenheit, wäre ohne Anatomie nicht denkbar. Die abendländische Medizin, sie ist die einzige ernst zu nehmende in der wissenschaftlichen Welt, hat durch den anatomischen Gedanken eine eigene Physiognomie gewonnen. Denn auch die ,,Medizin im Banne der Chemie", wie dies Heubner (1954) formulierte, kann auf den lokalisierenden Bezug etwaiger Affinitäten nicht verzichten. Paul Ehrlich wandelte das Wort des Paracelsus ,,corpora non agunt nisi soluta" um in ,,corpora non agunt nisi fixata". Er nannte dies: Der Chemotherapeut müsse ,,chemisch zielen", d.h. eine bestimmte anatomische oder feingewebliche Einheit, eine bestimmte Zellfamilie, treffen lernen. Neben der anatomisch-lokalisierenden Arbeitsrichtung geht parallel durch die Jahrhunderte eine solche des funktionellen Denkens. Dem Träger des anatomischen Gedankens stand häufig ein Antagonist gegenüber. Dennoch gab es Zeiten, wo man von beiden, von Anatomie und Physiologie, ja von der ganzen Naturwissenschaft, nichts wissen wollte. Man hatte vergessen, daß der gesunde und der kranke Mensch ein Teil der Natur ist. Die *römische Medizin* war durch ein Wort Ciceros gekennzeichnet: Die Naturforscher suchen entweder nach Dingen, die niemand wissen könne, oder solchen, die niemand zu wissen brauche! Und sehr viel später: Das Magische, Mythische, Mystische, das immaterielle Prinzip, der Lebensstoff — all das erinnert an die antike Pneumalehre, die in einer Weltseele die causa movens aller physiologischen und pathologischen Erscheinungen erblickt. Dies sind Tiefpunkte gegenständlicher Naturbetrachtung, da gibt es kein morphologisches Bedürfnis.

Alle Ströme, Tendenzen, Haltungen, Bestrebungen einer wissenschaftlich ernst zu nehmenden Medizin leben irgendwie fort, sie leben weiter bis auf den heutigen Tag! Schon deshalb ist es unerläßlich, die Zusammenhänge zu bedenken.

Als Virchow mit $17^1/_2$ Jahren in das Friedrich-Wilhelm-Institut, die militärärztliche Bildungsanstalt, die sog. Pepinière, eintrat, begann er ein von ganz ungewöhnlicher Arbeitswut besessenes Leben. Die J. Schalbesche Bibliographie zählt 2000 wissenschaftliche Veröffentlichungen Virchows, die politischen Schriften nicht mit eingerechnet. Von diesen gehören 800 zur Medizin, hiervon 500 zur Pathologie im engeren Sinne, 523 zur Anthropologie, etwa 500 zur Archäologie. Der Rest betrifft Studien historischer und allgemeiner Natur. Tatsächlich hat sich Virchow nur bis etwa 1867, also bis zum 46. Lebensjahr, intensiver mit seinem erlernten Beruf, der Pathologie, beschäftigt. Nicht, daß die spätere Zeit keine Beiträge mehr gebracht hätte. Sie traten aber unverkennbar hinter anderen Interessen zurück. Robert Rössle hat diesen Wesenszug Virchowscher Geistesentwicklung mehrfach untersucht. Curt Froboese (1953) glaubt, die Ursachen darin erkennen zu können: Virchow habe sich als einen Mann der medizinischen Wissenschaft schlechthin verstanden, der seine Aufgabe darin sah, zu prüfen, wie er der Gesundheit seiner Mitmenschen am besten dienen könnte. — Virchow selbst, 80jährig, drückte das so aus: „So hat der Gang meiner Forschungen nicht nur die Länder und deren Bewohner in den Kreis meiner Darstellung gebracht, sondern ich habe je nach den Umständen sowohl die Medizin und die Naturwissenschaft als auch die Anthropologie und die Archäologie, gelegentlich auch die Literatur, die Philosophie, die Politik und die sozialen Umstände zum Gegenstand meiner Studien gemacht. Die Vermischung ist von mir nicht willkürlich ... vorgenommen worden. Entscheidend dafür ist eine Mission gewesen, die der Erforschung der in Oberschlesien ausgebrochenen schweren Epidemie des sog. Hungertyphus galt. Bei der Erörterung der Ursachen dieser Epidemien kam ich zu der Überzeugung, daß die schlimmsten derselben in sozialen Mißständen beruhten und daß der Kampf gegen die Mißstände nur auf dem Wege tiefgreifender sozialer Reformen geführt werden könne."

Das berufliche Leben Virchows kann man leicht in 3 Perioden gliedern. Danach war Virchow von 1844—1867 vorwiegend pathologischer Anatom und Arzt, vom Jahre 1859 an — im Fortgang der Zeit an Intensität zunehmend — Politiker und Sozialhygieniker, vom Ende der 60er Jahre an Anthropologe, Paläontologe, Ethnologe und manches andere. Er war zu keinem Zeitpunkte einseitig fixiert. Neben seinen Pflichten als Hochschullehrer, als Leiter eines großen Institutes mit vielen Mitarbeitern war er zeitweise Mitglied dreier Parlamente (1859 Stadtverordnetenversammlung; 1861 preußischer Landtag; 1880 Reichstag). Er war Vorsitzender vieler gelehrter Gesellschaften, vor allem aber Mitbegründer und Redaktor des seinen Namen tragenden, noch heute blühenden Archivs der pathologischen Anatomie. Es bleibt gleichwohl dunkel, warum Virchow von der Pathologie als Forschungsobjekt abrückte, obwohl mehrere seiner damals am meisten gepflegten Probleme von einer Lösung weit entfernt waren.

Wie war die Lage der wissenschaftlichen Medizin zu der Zeit, als Virchow sein Studium begann? In Deutschland war ein moderner Typus einer Universität mit Göttingen an der Spitze herangewachsen (Ackerknecht, 1957). Die medizinische Fakultät war mit der 1. und 2. Fakultät (theol. u. jus) gleichrangig geworden. Die Lehrstühle hatten diejenigen Freiheiten erhalten, die man ihnen heute abzunehmen im Begriffe steht. Die Voraussetzungen für eine freie Entfaltung des Geisteslebens waren gegeben. Die Saat der Aufklärung reifte langsam. Freilich, der deutsche Nationalcharakter, — ich zitiere den wort- und schimpfgewaltigen Physiologen Emil du Bois-Reymond (1883) —, der Hang zur Spekulation, deren zu stark geschwellter Luftball leicht im Steigen platzt, trieb eigenartige Früchte. Ich nenne Georg Ernst Stahl und seinen Animismus, besser Spiritualismus. Ich nenne die auf Cullen in England zurückgehende Neuropathologie. Und ich erwähne die temperamentvoll-hartnäckigen Auseinandersetzungen R. Virchows mit dem Frankfurter praktischen Arzte und überzeugten Anhänger der Lehre von dem Primat des Nervensystemes im Ablauf aller Lebensvorgänge, Gustav Adolf Spiess. Ich nenne auch den Schwäbischen Bund, die physiologische Schule von Wunderlich, der gemeinsam mit Griesinger, Vierodt und Roser eine physiologische Pathologie anstrebte und sich um die Einführung der Thermometrie in die Klinik unstreitige Verdienste erworben hatte. Endlich sei die Schule von Jacob Henle und die von ihm begründete ,,rationelle Medizin" genannt. In diese Zeit traten Helmholtz, du Bois-Reymond, Virchow und Ernst Brücke. Sie alle waren Schüler von Johannes Müller.

Wer die Leistung Virchows beurteilen will, muß zweierlei tun: Er muß sich mit Virchows Lehrer Johannes Müller beschäftigen, und er muß den Versuch machen, den Stand der damaligen (morphologischen) Krankheitsforschung einzuschätzen (Tabelle 2).

Johannes Müller hatte schon vorher, noch in Bonn, am 24. Oktober 1824, durch seine Vorlesung: Von dem Bedürfnis der Physiologie nach einer philosophischen Naturbetrachtung — von sich reden gemacht. Er stellt durch seine Person und seine methodische Haltung eine besonders sympathische Verbindung her zwischen Goethe und Oken einerseits und der Zeit des Beginnes der klassischnaturwissenschaftlichen Forschung andererseits. Müller stellte die wissenschaftliche Erfahrung über alles. ,,Die Erfahrung wird zum Zeugungsferment des Geistes". Er war sog. Vitalist und war wenigstens auf weiten Strecken seines Lebens Naturphilosoph. Müller vertrat in Berlin Anatomie, Physiologie und allgemeine Pathologie, alles in einer Person. Er war jedoch nicht Prosektor an der Charité. Von einer pathologischen Anatomie im heutigen Sinne kann man bei ihm nicht sprechen (Rössle, 1929). Immerhin, die Pathologie verdankt ihm ein Geschwulstwerk, eine graphische Zusammenstellung wundersamer Geschwülste, vorwiegend des Menschen. Müller arbeitete mit dem Gewebebegriff. Er tat dies freilich im Sinne des älteren französischen Anatomen François Xavier Bichat. Das Bindegewebe wurde ,,Zellgewebe" genannt. Der Begriff ,,Zelle" war der eines Hohlraumes, eines Kügelchens. Noch heute spricht der praktische Arzt von Bindezellgewebe und Zellgewebsentzündung und bedient sich eines wohl 200 Jahre alten Terminus.

Obwohl an der Pepinière zum Staatsexamen herangeführt, wurde Virchow wegen vorzüglicher Leistungen vom Militärdienst frei- und für die Aufnahme wissenschaftlicher Arbeiten zur Disposition gestellt. Er wurde 1844 dem Prosektor Carl Froriep zur Assistenz zugewiesen. Diese Auszeichnung wurde nur wenigen, wissenschaftlich erfolgversprechenden Unterärzten zuteil.

Wichtig sind zwei Festreden, die der noch nicht 24jährige am 3. Mai und 2. August 1845, und zwar zur Feier des Geburtstages des Gründers des Friedrich-Wilhelm-Institutes und zur Feier des 50jährigen Bestehens der Akademie, gehalten hatte. Beide sind für die Charakterisierung der damaligen Lage aufschlußreich. In der ersten Rede ,,Über das Bedürfnis und die Richtigkeit einer Medizin vom mechanischen Standpunkt" betonte der junge Virchow: ,,Die mechanische Medizin hat unseres Erachtens darin gefehlt, daß sie den Begriff der Zelle nicht scharf genug aufgefaßt hat". Es ist dies zum ersten Male, daß sich Virchow öffentlich zur Notwendigkeit

Tabelle 2. „*Ereignisdichte*"; nach einem Versuch von P. Ernst, wesentlich erweitert, ergänzt und verbessert nach W. Doerr (1954)

Kleine Chronik wichtiger Entdeckungen z.Z. von R. Virchows Aufstieg

1838	Matthias Schleiden:	Pflanzliche Zellen(blastem)lehre
1839	Th. Schwann:	Entdeckung der tierischen Zellorganisation („Über die Übereinstimmung …")
1851	H. Helmholtz:	Augenspiegel
	Cl. Bernard:	Vasomotorische Funktion des Sympathicus
	Cortisches Organ entdeckt	
1852	Moleschott:	Materialismus, Kreislauf des Lebens
	Küchenmeister:	Entdeckung des Zusammenhanges zwischen Finne und Bandwurm
1853	H. Helmholtz:	Akkommodation des Auges gemessen
	Cohn:	Pflanzliche Natur der Bakterien erwiesen
	Teichmann:	Häminkristalle dargestellt
	Cl. Bernard:	Zuckerbildung in der Leber nachgewiesen
	Pravaz:	Subcutane Injektion entdeckt
	Schröder:	Gärung auf niedere Organismen zurückgeführt
1854	Hartig:	Carmin zur Färbung von Zellkernen verwendet
	Danielssens Arbeit über Lepra (de la Spédalskhed)	
	Garcia:	Kehlkopfspiegel
	Voit:	Harnstoff im Skeletmuskel
	Rudolf Wagner:	Materialismus; über Wissen und Glauben
	Addisonsche Krankheit beschrieben	
1855	Biermer:	Lehre vom Auswurf
	Gerlach:	Färbemethoden in die Histologie eingeführt
	Gräfe:	Druckzunahme im Auge bei Glaukom erkannt
	Georg Büchner:	Materialismus; Kraft und Stoff
	C. Vogt:	Köhlerglaube und Wissenschaft

	Gräfe:	Begründung der Histophysiologie)
	Welcker:	Iridektomie bei Glaukom
	H. Helmholtz:	Einführung des Mikrotomes
	v. Brücke:	Physiologische Optik
	Marey:	Physiologie der Sprachlaute
	Koelliker:	Sphygmograph
	Schwann:	Elektromotorische Kraft des Herzmuskels des Frosches = erstes Ekg
		Pflanzliche Natur der Hefen
1857	J. Gerlach u. Clarke:	Anfänge der Histochemie
	Türck:	Kehlkopf laryngoskopisch demonstriert
	Zanders medizinische Apparate	
1858	Johannes Müller †	
	R. Virchow:	Cellularpathologie
1859	Ch. Darwin:	Entstehung der Arten
	Bunsen u. Kirchhoff:	Spektralanalyse
	Schiff:	Cachexia strumipriva beim Tier
	A. v. Humboldt †	
1860	F. v. Recklinghausen:	Versilberung der Zellgrenzen, besonders der Endothelien
	Richard Thoma:	Heidelberger Schlittenmikrotom
1865	Gregor Mendel:	Erbregeln
1869	Miescher:	Entdeckt die Nucleinsäuren
1872	G. H. A. Hansen:	Entdeckung des Leprabacterium
1876	Robert Koch:	Entdeckung des Milzbrandbacillus, „Kochsche Trias"
1878	Paul Ehrlich:	Histotopochemie, Metachromasie
1879	Paul Ehrlich:	Entdeckung der Mastzelle, Prämisse der Immunologie
1882	Robert Koch:	Entdeckung des Tuberkelbacterium
1885	Paul Ehrlich:	Vitalfärbungen durch Methylenblau
		„Das Sauerstoffbedürfnis des Organismus"
1897	Paul Ehrlich:	Seitenkettentheorie der Immunreaktion

einer Zellforschung bekannt hat. Die zweite Rede beschäftigt sich mit dem auf Anregung Frorieps aufgenommenen ersten selbständigen Forschungsgegenstand, Phlebitis (Venenentzündung)-Thrombose (Blutpfropfbildung)-Thrombenumwandlung (also Folgezuständen). Das Thema war damals wichtig — es ist es auch heute noch, wenn auch in anderem Zusammenhang —, weil der große Jean Cruveilhier in Paris gelehrt hatte „la phlébite domine toute la pathologie". Blutpfropfbildung in den Venen, Thrombose also, sei stets ein Symptom einer Entzündung. Hier setzten Virchows Arbeiten ein und zeigten, daß Blutgerinnung und Venenwandentzündung nicht dasselbe sind, daß nämlich eine Thrombose auch ohne entzündliche Läsion der Venenwände entstehen kann. Als *Ergebnis* beider Reden darf folgende Formulierung Virchows gelten:

> „Jede weitere Forschung muß sich auf die Trias klinische Beobachtung, einschließlich physikalischer und chemischer Untersuchungen, auf das Tierexperiment und die Obduktion, einschließlich der Mikroskopie, gründen".

Besser könnte die thematische Haltung der kliniknahen Pathologie auch heute nicht definiert werden. Die beiden Reden erregten Bewunderung, aber auch Ärger. Virchow wollte seine Vorträge im Tübinger Archiv für physiologische Heilkunde veröffentlichen. Dies gelang nicht, die Aufnahme wurde abgelehnt. Dies war der äußere Anlaß der Begründung seines Archivs (1847) mit Benno Reinhardt. Es steht jetzt im 353. Bande.

Die Jahre 1844—1849 sind schicksalhaft für Virchows Leben und Werk, nicht minder für den Fortgang der Pathologie als Wissenschaft. Es sind drei Ereignisgruppen, die nebeneinander stehen. Es handelt sich um:

1. Eine Reihe von Untersuchungen, die zwar keine grundsätzliche Beziehung zum Zellenproblem erkennen lassen, aber als „Bausteinanalyse" einer morphologischen Krankheitsforschung Wesentliches gebracht haben: Faserstoff und Blutgerinnung, Thrombose und Embolie, Pyämie und Leukämie, Eiweißstoffwechsel und Geschwulstprobleme.

2. Die Entwicklung der Grundlagen der Cellularpathologie. Hier sind uns persönliche Aufzeichnungen und Kolleghefte erhalten, und man darf annehmen, daß der Ausbau der Cellularpathologie Virchow mehr Schwierigkeiten bereitete, als es für den Fernerstehenden erkannbar war. Es handelt sich um

3. Virchows politische Aktivität anläßlich der Vorgänge im März 1848. Ich meine nicht nur Virchows Teilnahme an politischen Versammlungen, auch im Hause des Schwiegervaters Dr. Mayer, an den Kämpfen auf den Barrikaden, nicht nur die Herausgabe seiner Zeitschrift „Die medizinische Reform", gemeinsam mit Leubuscher, ich meine die Gesamtheit aller Einzelzeugnisse der politischen Gesinnung. Alles, was Virchow tat, meinte er echt. Er war ein wahrhaftiger Mensch. Er drückte das (im Vorwort zu seiner Cellularpathologie) so aus: „Ich halte auf mein Recht, und darum erkenne ich auch das Recht der anderen an. Das ist mein Standpunkt im Leben, in der Politik, in der Wissenschaft. Wir sind es uns schuldig, unser Recht zu verteidigen, denn es ist die einzige Bürgschaft unserer individuellen Entwicklung und unseres Einflusses auf das Allgemeine."

Es ist nicht möglich, die wissenschaftliche und die politische Leistung Virchows zu trennen. Wer dies täte, müßte die harmonische, kerngesunde, nie verzagende, durch keine bekannt gewordene ernstere gesundheitliche Störung hindurchgegangene, sozusagen völlig normale Persönlichkeit spalten. Das gäbe ein falsches Bild. H. v. Kress (1966) hat sich mit dieser Periode des Lebens Virchows beschäftigt und gibt folgende Erklärung: „Bei gegebener Veranlagung kann ein eindrucksvolles Erlebnis" — der oberschlesische Hungertyphus — „solche Kraft des Hineinwachsens in eine Überzeugung erlangen, daß derjenige, der gegen das Bestehende sich aufzubäumen geneigt ist, der Gefahr ausgesetzt wird, allzu radikale Änderungen anzustreben und Forderungen aufzustellen, die zum gegebenen Zeitpunkt unerreichbar sind".

Was Virchow in Politik und Wissenschaft, im einen wie im anderen, auszeichnete, ist das unbedingte Selbstvertrauen und der nie verzagende Glaube an den Fortschritt. Es ist, als ob die Worte von Descartes ihn durchdrungen hätten, daß, wenn es überhaupt möglich wäre, das Menschengeschlecht zu veredeln, die Mittel hierzu nur in der Medizin gegeben seien.

Die Medizin Virchows ist eine soziale Wissenschaft; seine Medizin ist *die* Wissenschaft vom Menschen (Doerr, 1958).

Bekanntlich fand die durch Virchows Teilnahme an den politischen Auseinandersetzungen schwierig gewordene Position — er war seit 1846 Nachfolger von Froriep und Prosektor an der Charité geworden — ihre natürliche Auflösung durch Annahme eines Rufes nach Würzburg. Die Würzburger Zeit, November 1849 bis Sommer

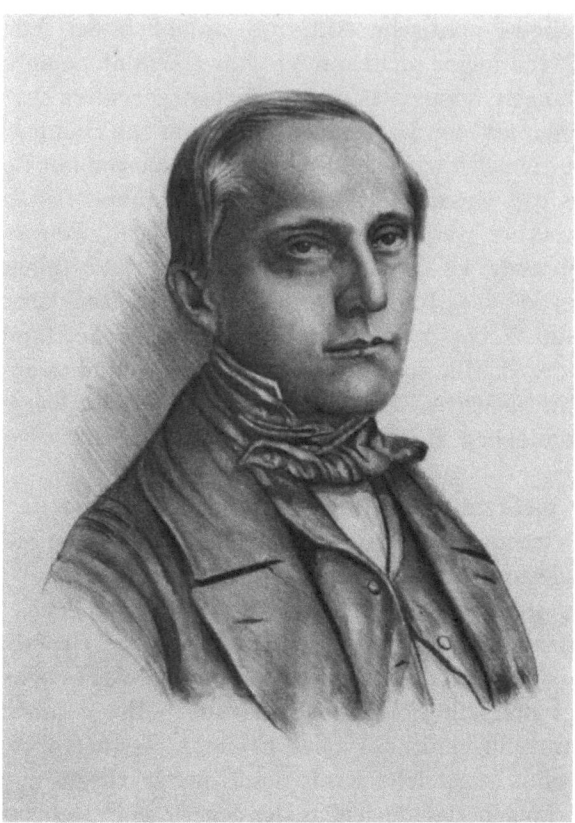

Abb. 2. Rudolf Virchow im Jahre 1850, als 29jähriger Professor in Würzburg. Nach einer in Privatbesitz befindlichen Kopie überarbeitet durch Hubertus Bacher

1856, war die für die Pathologie fruchtbarste (Abb. 2). Von Würzburg aus gab er das Handbuch der speziellen Pathologie und Therapie (seit 1854), die gesammelten Abhandlungen zur wissenschaftlichen Medizin (1856) und die Jahresberichte (Virchow-Hirschs Jahresberichte) heraus, begann 1851 mit den kraniologischen Studien und veröffentlichte seine erste Arbeit über „Cellularpathologie" (1855). Die Vorrede zum Handbuch enthält folgendes Bekenntnis: „Ich besitze zwei Fehler, deren ich mir mit Freuden bewußt bin, nämlich den, auch die alten Ärzte für wackere Beobachter zu halten, und den vielleicht noch größeren, an die Therapie zu glauben."

Es ist erwiesen, daß die wesentlichen Elemente der Cellularpathologie in den Würzburger Vorlesungen enthalten waren.

Wandlungen der Krankheitsforschung 19

1½ Jahre nach Virchows Rückberufung nach Berlin trat er durch eine Reihe von 20, vom 10. Februar bis 27. April 1858, vor praktischen Ärzten gehaltenen Vorlesungen über Cellularpathologie hervor. Das nicht absolut befriedigend durchgearbeitete Manuskript erzielte einen außerordentlichen Erfolg. Dies ist recht erstaunlich. Denn Virchow gehörte nicht zu den Begründern der normalen Histologie; er hatte keine ernstlichen Beziehungen zu der damals gerade aufkommenden Entwicklungsgeschichte, also auch nicht zu dem Satze omne vivum ab ovo, was für die Auffindung seines Gesetzes omnis cellula a cellula nur hätte förderlich sein können; Virchows Cellularpathologie war nicht absolut neuartig.

Tatsächlich ist ja lange vor Virchow mikroskopiert worden. Auch existierte eine Reihe von cellularpathologischen Beobachtungen von Julius Vogel, Johannes Müller, Lebert, Bennett, Hassall. Man hat auch gelegentlich das Mikroskop zu einer Geschwulstdiagnostik benutzt. Allein, man war zufrieden, wenn die Krebszellen „geschwänzt" zu sein schienen, und man wunderte sich höchstens, daß sie nicht auch Krebsscheren und ähnliches erkennen ließen (Einzelheiten bei Ackerknecht, 1957).

Man muß gut eingedacht sein, wenn man die Größe der Virchowschen Leistung bemessen will. Die Zellenlehre von Schleiden und Schwann hatte die Frage des Wiederersatzes verlorengegangener Zellen mit Hilfe einer Art von jeweils in Gang gesetzter Auskristallisation aus einem Keimstock, aus dem halbflüssigen Blastem, wie aus einer Mutterlauge zu erklären versucht. Dies war ein schwacher Punkt, denn die Blastemlehre postulierte so etwas wie eine Urzeugung in Permanenz. Außer Virchow haben sich John Goodsir, Robert Remak und Albert Koelliker mit der Blastemfrage beschäftigt. Aber man kam nicht weiter. Das *Wie* der Zellenneubildung blieb im Dunkel. Im Jahre 1847 formulierte Virchow folgende — vorläufige — Wachstumsgesetze:

1. Alle Organisation geschieht durch Differenzierung von formlosen Stoffen, eben dem Blastem.

2. Alles Blastem tritt primär flüssig aus den Gefäßen aus.

3. Alle Organisation hebt mit Zellenbildung an.

Im Jahre 1853 war der Durchbruch erreicht: Durch sehr fleißiges Studium am Mikroskop war ihm klar geworden, daß das Prinzip einer vorwiegend cellularen Differenzierung nicht nur an höher differenzierten Geweben, deren Bausteine man leichter sichtbar machen konnte — Drüsen-, Nerven-, Muskelgewebe —, gegeben sei, sondern auch im weiter verbreiteten, im tierischen und menschlichen Körper gleichsam allgegenwärtigen Bindegewebe existiere. Ebendort aber seien bestimmte Einrichtungen, Fasern und amorphe Grundsubstanz, viel reichlicher vorhanden, so daß die Darstellung der gleichsam verborgenen Zellen lange nicht gelingen wollte. Virchow beliebte, das Bindegewebe als den ,,dritten Stand", die bis dahin nicht erkannte Klasse lebender Strukturen zu bezeichnen.

Die Überwindung der Blastemlehre war die Voraussetzung für die Begründung der Cellularpathologie. Die legitime Sukzession der Zellen, auch im förderativen Verband, war die Grundlage für die Doktrin: omnis cellula a cellula eiusdem generis. Jedes Lebewesen erscheint als eine Summe vitaler Einheiten, von denen jede den vollen Charakter des Lebens an sich trägt. Die vitale Einheit ist die Zelle. Die Zelle ist ein Lebensherd, sie kann auch ein Krankheitsherd sein. Jede Krankheit ist auf eine Störung des Zellengefüges zurückzuführen. Krankheit ist ein Lebensvorgang, der sich vom normalen Leben nur dadurch unterscheidet, daß er sich am ungehörigen Ort zur ungehörigen Zeit oder in unrichtigem Maße (Heterotopie, Heterochronie, Heterometrie) *und* mit dem Charakter der Gefahr abspielt. Der Gedanke von der Einheit des Lebens findet in der Zelle seine leibliche Darstellung. Wie die Krankheit nur ein Zubehör der lebenden organisierten Wesen ist, so kann sie auch nur als eine der Erscheinungsmöglichkeiten aufgefaßt werden, unter denen das Leben der einzelnen organisierten Körper sich zu offenbaren vermag.

Krankheit ist Leben unter abnormen Bedingungen. Alles Pathische ist nur entgleiste Norm. Die Physiologie des gesunden und kranken Menschen ist nicht verschieden, Physiologie und Pathologie haben innige Berührungspunkte. *Die pathologische Physiologie aber ist die wahre Theorie der Medizin.*

Virchows grundlegende Einsicht war also, daß organische Krankheiten durch eine Änderung des Zellbildes und der cellularen Zusammensetzung der Gewebe und Organe in Erscheinung zu treten pflegen und infolgedessen auch mikroskopisch, jedenfalls in der Regel, diagnostiziert werden können.

Dem kritischen Verstande Virchows blieb es nicht verschlossen, daß seine Methode Grenzen besaß. Seine Einstellung zum Geschwulstproblem, also einer besonders wichtigen krankhaften Lebensäußerung, läßt dies erkennen. Das von Virchow in den Jahren

1863—1867 herausgebrachte dreibändige Werk „Die krankhaften Geschwülste" hat seine Besonderheiten:

1. Es brachte die erste mikroskopisch-anatomische Systematik der gut- und bösartigen Geschwülste und insoweit einen ungeheuren Fortschritt.

2. Es unterschied jedoch nicht zwischen Geschwülsten im heutigen Sinne und den Produkten einer chronischen Entzündung. Bestimmte Formen der Tuberkulose, z.B. also die produktiven sog. Granulome, rechnete er zu den Geschwülsten!

3. Sein Werk bringt auch ein Bekenntnis, fast ein Geständnis: Wollte man auch jemand auf das Blut pressen, daß er sagen sollte, was Geschwülste eigentlich seien, so glaube ich nicht, daß man irgendeinen lebenden Menschen finden würde, der in der Lage wäre, dies sagen zu können.

4. Der dritte Band bricht dort ab, wo die bösartigen epithelialen Neubildungen, also die Krebse im heutigen Sinne, hätten abgehandelt werden müssen. Virchow ist erst mehr als 30 Jahre später gestorben; wir kennen seine Gründe nicht, er hat niemals darüber gesprochen.

Was leistet die Cellularpathologie heute?
Sind wir noch immer Cellularpathologen?

Eigenartigerweise haben *zuerst* 2 Schüler Virchows einen Stein auf den Meister geworfen: Julius Cohnheim und Edwin Klebs, beide hochbegabt, beide in unserem Fache unsterblich, ein jeder durch bleibende Leistungen auf Gebieten, die uns jetzt nicht zu berühren brauchen. Sie unterstellten Virchow mangelndes Verständnis für Fragen der *ätiologischen Forschung*. Gemeint ist der „Druck" der in den 70er Jahren zur Entfaltung gelangten Bakteriologie. Von Stund an beginnt ein tragisches Mißverständnis, das vielfach bis heute nachwirkt. Vor allem Klebs bezeichnete die Cellularpathologie als für die Grundlage einer allgemeinen Krankheitslehre ungeeignet. Im Jahre 1885 konnte man im Journal médical quotidien lesen: La pathologie cellulaire a vécu. A bas les cellules!

Die Darstellung der Beziehungen zwischen Virchow und Robert Koch hat einen ungebührlich breiten Raum eingenommen. Die Pathologen zu allen Zeiten konnten nicht müde werden in der Betonung: Die Ätiologie ist die Vorstufe zur Pathologie; die Anwesenheit eines Erregers ist zwar eine Conditio sine qua non, denn ohne

Tuberkelbakterium z. B. gibt es keine Tuberkulose. Aber die mikrobielle Infektion allein genügt nicht, denn wenn die Zellen und Gewebe des infizierten Menschen zu reagieren nicht bereit wären, würde keinerlei pathologischer Effekt entstehen. Man darf also über den Krankheitsursachen nicht das Wesen der Krankheiten vergessen. Auch Bakterien sind Zellen, und auch die Viren besitzen cellulare Organisationsmerkmale. Es gibt kein anderes Leben als erblich fortgepflanztes, auch bei den Bakterien, selbst bei den Viren. Wenn Virchow einst sagte, auf meinem Theater war kein Platz für das Spiel der Lebenskraft, meine Personen sind die Zellen, und zwar die selbsttätigen, nicht die durch einen besonderen Spiritus in Bewegung gesetzten, so fügen wir (mit P. Ernst, 1934) hinzu: Und die cellularen Antagonisten auf diesem Theater sind eben belebte Erreger, ohne daß wir den Schauplatz der Cellularpathologie im Prinzip zu verlassen brauchen.

Paul Ehrlich scheint dies bald erkannt zu haben. Ehrlich hat in seinem „Nobel-Vortrag" (1909) über die Partialfunktionen der Zelle klar zum Ausdruck gebracht, daß der Zellbegriff die Achse sei, um die die ganze Wissenschaft vom Leben gravitiere. Die Immunitätsforschung besitzt seit Ehrlichs Tagen eine feste Bindung an die Tätigkeit immunokompetenter Zellen, und es waren Pathologen, die Begriffe wie reticuloendotheliales System, histiocytäre Defensivreaktion und aktives Mesenchym (Aschoff, Siegmund) konzipiert haben. Herr Letterer hatte in seinem vorjährigen Freiburger Akademie-Vortrag hierauf hingewiesen.

Sie werden sich vielleicht der von Herrn Büchner betreuten Freiburger Naturforscherversammlung (1954) erinnern. Sowohl Virchow als auch Paul Ehrlich hätten sich eine überzeugendere Bestätigung ihrer Vermutungen von Bau und Leistung „ihrer" Zellen nicht wünschen können. Trotz dieser, namentlich auch in den letzten 15 Jahren, weithin sichtbar gewordenen Renaissance der Lehre von den Gesetzlichkeiten der cellularen Organisation, trotz der unerhörten Vermehrung der Kenntnisse von Ursachen, Bedingungen und Mechanismen der Lebensvorgänge an und in den Zellen, trotz der zunehmenden Kenntnis auch der Vorgänge bei der Regenerationskinetik, und obwohl hier ernstlich und zuverlässig mit Maß und Zahl gearbeitet werden kann, obwohl also die Summe dieser Tatsachen eine klare Bestätigung der Virchowschen Lehre bedeutet, verlangt eine gerechte Bilanz einige weitere Worte der Kritik:

Rössle, einer der Nachfolger Virchows auf dem Berliner Lehrstuhl, hat einmal zum Ausdruck gebracht (1921), daß es drei Dinge seien, die man gegen die Cellularpathologie einwenden könnte:

1. Die Lehre vom menschlichen Organismus als eines Zellenstaates in Virchowscher Sicht habe etwas „Pflanzenhaftes" beibehalten.

2. Virchow habe übersehen, daß das Leben nicht allein aus Zellsummen bestehe. Damit hänge es zusammen, daß Virchow

3. die Lehre vom Individuum und damit die Konstitutionspathologie nicht genügend gepflegt habe.

Diese prinzipiell wichtigen Einwände gegen Virchow kehren in mannigfach abgewandelter Form immer wieder. So bemerkte schon vor Jahrzehnten der Botaniker de Bary, nicht die Zelle bilde die Pflanze, sondern die Pflanze die Zelle. Und der Pathologe Werner Hueck (1922) wendete ein, daß ein Ganzes mehr sei als die Summe der Teile; neben den Zellen gäbe es auch andere Struktursysteme; ihnen allein sei eine vita propria nicht streitig zu machen. Aber keinem System, und auch den Zellen nicht, käme eine völlige Autonomie des Lebens zu. Denn ein Organismus sei ein unteilbares Ganzes und ein spezifisches Individuum.

So berechtigt derartige Bedenken an sich sind, so ist doch in den letzten 20 Jahren dadurch ein Mißton aufgekommen, daß die Ganzheitslehre immer dann, freilich von wenig berufener Seite, zitiert wurde, wenn es darum ging, einen schlecht bekannten Sachverhalt durch einen kaum besser verstandenen zu ersetzen. Die Ganzheit eines organismischen Systemes kann als Ausdruck seiner „spezifischen" Ordnung bezeichnet werden. Damit ist aber, wie Feuerborn (1938) geltend machte, eine durchgehende Problemlösung nicht erreicht. Es ist vielmehr ein neues Problem gestellt.

Die sog. Ganzheitslehre als Funktion der Gestaltphilosophie ist für uns in ganz anderer Hinsicht unentbehrlich. Es gibt für den Arzt keine bessere Schulung, das Einmalige bestimmter, syndromatisch zusammengefügter, krankhafter Lebensäußerungen begrifflich und diagnostisch zu bewältigen. Raumgestalt und Zeitgestalt gehören zusammen, sonst funktioniert die diagnostische Assimilation nicht. Aber wir dürfen doch, gerade im Hinblick auf Virchows Zellenlehre, nicht vergessen, daß ein „Ganzes" häufig nur in „Einzelheiten" zugänglich ist.

Die am schwersten wiegende Kritik an Virchows Pathologie ist wohl die, daß Krankheit nicht nur durch und nicht nur in einer Erkrankung von organismischen Strukturen gleich welcher Größenordnung besteht und entsteht, sondern auch in einer Störung der Beziehungen der einzelnen Territorien zueinander begründet liegen kann. Ob man gleich deshalb von einer *Relationspathologie* im Sinne Gustav Rickers sprechen soll, mag hier unerörtert bleiben. Ich meine aber folgendes: Bei allen pathogenetischen Betrachtungen ,,de causis" beherrschten bis vor etwa 50 Jahren Überlegungen ,,de sedibus" das Feld (C. Oehme). Dies konnte in der experimentellen Medizin, da nur wenige Zentren als Regulationsstätten bekannt waren — wir würden heute von Gubernatoren oder den Vorgängen der Kybernetik sprechen — denken Sie an: Atemzentrum (Flourens), Zuckerstich (Claude Bernard), Vasomotorenzentrum (Carl Ludwig), Fieberstich (Krehl und Kraus) —, dies konnte gar nicht anders sein.

Curt Oehme, unser verstorbener Heidelberger Polikliniker, hatte darauf aufmerksam gemacht (1944), daß die etwaige Alternative ,,zentral" oder ,,peripher" in vielen Fällen überhaupt falsch formuliert sei. Dem Lokalisationsprinzip fehle der Charakter der Bezughaftigkeit. Diese aber gehöre zum Wesen einer echten Funktion. Eine Funktion aber bestehe aus Teilstücken, welche untereinander Bezug hätten. Wenn auch die mikrotopographische Abtastung bestimmter Hirnareale beim Versuchstier, etwa mit der elektrischen Reizsonde, sog. Zentren für Atmung, Kreislauf, Schlafwachzustände ergeben und einen scheinbaren Sieg des Lokalisationsgedankens im ,,vegetativen Feld" gebracht hatte, so hat sich andererseits eine Wandlung des Begriffes ,,Zentrum" als notwendig erwiesen. Denn das Zuckerzentrum Claude Bernards hat sich in ein Bündel von Leitungsbahnen aufgelöst. Zentren im Gebiete des Vegetativen sind daher Orte, von denen Gemeinschaftsreaktionen ausgehen. Dabei muß man an das Zusammenwirken von Receptorenfeld, Zentrum und Effektoren einschließlich zwischengeschalteter Kontaktstellen mit Überträgerstoffen — das ganze als ,,Funktionskreis" im Sinne von V. v. Weizsäcker — denken. Die Kreisgestalt ist natürlich antilokalistisch. Sie ist das Symbol des Lebendigen, schon bei Hippokrates.

Welche Standpunkte gibt es noch? Sind wir heute auch, oder sind wir immer noch Cellularpathologen? Seit der Entdeckung der Nucleinsäuren durch Miescher (1869) sind wir mehr und mehr, ich darf sagen: wieder mehr Cellularpathologen geworden. Denken Sie an den Weg der Vererbungslehre seit Gregor Mendel (1865), die Wiederentdeckung seiner Regeln im Jahre 1919; bedenken Sie, daß das Wort „Chromosoma" zum ersten Male 1880 auftaucht, die Chromosomenanalyse als Methode jedoch erst einige 20 Jahre alt ist. Derlei Entwicklungen brauchen also Zeit.

> Die Studien über die Steuerung der genetischen Information, die Arbeiten über die Interferenz äußerer Einwirkungen auf das Chromosomengefüge,
> die Entwicklung der molekularen Genetik im Zusammenhang mit der Virusforschung,
> der Nachweis des partiellen stofflichen Austausches zwischen den Kernäquivalenten der Viren (z. B. der Herpesgruppe) und den Ribonucleinsäuregemischen in den Kernen lebender Zellen im Experiment (Austausch bestimmter Basensequenzen), die Inkorporation also fremder Stoffkompartimente in das Erbgefüge bis dahin unversehrter Zellen eines Makroorganismus,
> die quantitative Erfassung der Kinetik des Zellkernstoffwechsels und der Wachstumsgeschwindigkeit —

alle diese Phänomene, Vorgänge und Befunde charakterisieren die thematische Haltung der Zellforschung der letzten Jahre.

Für Arbeiten aus dem Umkreis dieser Fragen sind seit 1959 18 Gelehrte mit dem Nobelpreis bedacht worden.

Kann die primäre fundamentale Wesensänderung einer Krebszelle besser verständlich gemacht werden als durch den Vorgang, den Herr K. H. Bauer vor mehr als 40 Jahren durch eine glückliche Zusammenschau aller damals bekannt gewesenen Tatsachen Mutation genannt hatte? Tatsächlich ist die Cancerisierung reifer Gewebezellen heute im Prinzip möglich. Denn die Steuerung des Erhaltungsstoffwechsels wird umgestellt. Diese Zellen erwerben „Recht und Freiheit", autonom zu handeln, sehr zum Schaden des Individuum.

Alle diese Arbeiten und deren Ergebnisse greifen nicht hinaus über den wissenschaftlichen „Entwurf" einer Cellularpathologie. Freilich: Viele Fachgenossen waren und sind bis zur Stunde der Auffassung, Cellularpathologie und Pathologie der Zelle seien dasselbe. Dies ist ein Irrtum. Denn Cellularpathologie ist ein Oberbegriff. Die Cellularpathologie bedient sich der Ergebnisse pathophysiologischer

Zellforschung. Ihr Anliegen war jedoch ein weiter ausgreifendes. Ich sehe Virchows Absichten so:

1. Der Gedanke von der Einheit des Lebens, und zwar in allen lebenden Strukturen, findet in der Zelle seine leibliche Darstellung.

2. Die historische Bedeutung der Cellularpathologie liegt darin, daß sie in einer Zeit großer wissenschaftlicher Verwilderung die Autorität der Tatsachen herausstellte. Sie wandte sich gegen Dogmen, und sie brach Monopole. Sie redete einer konditionalistischen Betrachtungsweise das Wort.

3. Die Cellularpathologie darf als großartiger Versuch gelten, die Gesetzlichkeiten von Krankwerden und Kranksein unter *einem* Gesichtspunkt zusammenzufassen.

4. Die Cellularpathologie ist ein Prinzip der Anschauung. Ihre kategoriale Form wird uns Pathologen zu einem „morphologischen Bedürfnis" (Ernst, 1926; Achelis, 1938).

5. So verstanden bedeutet uns die cellulare Organisationsform einen „Halte- und Ruhepunkt sub specie infinitatis" (Achelis, 1938).

Viele Pathologen leben geistig in der Welt der Zellenlehre. Sie halten es mit der sog. *molekularen Pathologie*. Seit es eine makromolekulare Chemie gibt (H. Staudinger, 1929), begegnen sich Ultrastrukturforschung und Pathochemie auf Schritt und Tritt. Die jüngeren Fachgenossen, mit Recht fasziniert von der Welt des Meßbaren, möchten die Aussagekraft ihrer Arbeiten nach den Regeln der Informatik bewerten. Sie möchten am liebsten die Menge des Mitgeteilten in „bit" (*bi*nary digi*t*) ausdrücken, sich also der in der Computertechnik üblich gewordenen Meßgrößen bedienen.

„Bit" bedeutet die Anzahl möglicher Binärentscheidungen. Freilich haben solche Informationseinheiten — für uns — auch Schwierigkeiten. Binärentscheidungen setzen nämlich voraus, daß sie vollständig „alternativ" dargestellt werden können.

Dies bedeutet aber, daß pathologisch-anatomische Begriffsbildungen mit einer „Mehrwertlogik" belastet sein müssen (Höpker, 1970).

Virchows Cellularpathologie beruhte auf zwei Säulen: Dem anatomischen Gedanken und dem pathologischen Experiment. Er besaß wohl nicht die experimentelle Begabung wie der Physiologe Carl Ludwig. Er darf jedoch gemeinsam mit seinem Freunde, dem Internisten Traube, zu den Begründern der experimentellen Medizin

Wandlungen der Krankheitsforschung 27

gezählt werden. Aus seinem 60. Lebensjahr stammen die Worte: Das Experiment ist die letzte und höchste Instanz der pathologischen Physiologie.

So konnte er auch an anderer Stelle formulieren: Die biologischen Gesetze haben durchgreifende Gültigkeit, und die Krankheit ist nur eine der Manifestationsweisen derselben. Darum sind wir auch in der Pathologie Vitalisten. Virchow bezeichnete sich als Realist; er wollte nicht als Materialist gelten.

Wer seine Abhandlung „Goethe als Naturforscher und in besonderer Beziehung auf Schiller", wer seine der Witwe von Johannes Müller gewidmeten Vorträge („Vier Reden über Leben und Kranksein"), wer seine Nachrufe auf Müller und Johann Lukas Schönlein kennt, wird nicht sagen dürfen, Virchow sei einer schöngeistigen Regung nicht fähig oder das Leib-Seele-Problem sei ihm „verriegelt" gewesen.

Die Molekularpathologen der Gegenwart, welche wissenschaftlich auf der makromolekularen subcellularen Stufe der Krankheitsforschung arbeiten, begeben sich prinzipiell wichtiger Aspekte. Die makromolekulare Stufe des Lebens, von A. Portmann (1970) die „apparative" genannt, macht uns zwar reich an technischen Einsichten. Dagegen ist nichts einzuwenden, solange Technik ein Mittel der Selbstdarstellung eines Menschen ist. Die ausschließliche Beschäftigung mit der apparativen Stufe macht uns arm, denn sie gibt uns keinen Begriff von der *Innerlichkeit*. Das Besondere der lebendigen Gestalten aber ist deren Innerlichkeit. Wir verstehen mit Portmann hierunter die Übersetzung der Ergebnisse der morphologischen Forschung aller Dimensionen in die Formensprache einer Sphäre, welche jenseits der visuellen Anschauung liegt. Um es klar zu sagen: Es gibt noch eine *andere Pathologie*. Virchow hatte sie auch gekannt; ich komme darauf zurück. Aber sie ist doch erst in unserer Epoche zur vollen Entfaltung gelangt. Es wird nicht bestritten, daß der menschliche Körper in seinen morphologischen und funktionellen Einzelheiten wie ein physikalisches oder biochemisches System beschrieben werden kann. Es wird aber betont, daß eine solche Analyse einen komplementären Aspekt verbirgt: Die *thematische Ordnung* nämlich der leiblichen Phänomene. Dies ist der springende Punkt (W. R. Hess, 1956, 1957). Denn Ordnung ist weder Kraft noch Energie, noch Stoff. Sie bedarf dieser aber, um sich zu manifestieren. Unsere 1. Tabelle bringt auch eine Topographie der Anthropologie. Die Frage, die uns bewegt, ist die nach den Ansatzpunkten der pathologisch-anatomischen Forschung am Bilde einer Neuen Anthropologie.

Die Anthropologie als Ganzes (Tabelle 3) umfaßt sowohl die somatische Medizin als auch die medizinische Psychologie. Sie beruht auf zwei Generalrichtungen, einer dualistischen und einer existentiellen.

Tabelle 3. **Anthropologie als Ganzes: 2 Säulen**

1. Dualistische Richtungen:	somatische Medizin und medizinische Psychologie
2. Existentielle Richtungen:	phänomenales Wesensverständnis
Somatische Medizin	Wissenschaft vom kranken Leib
Medizinische Psychologie	Darstellung der Beziehungen einer Krankheit zu seelisch determinierten Geschehensabläufen
Phänomenologische Anthropologie	Versuch der Erhellung der besonderen Abwandlungen des In-der-Welt-Seins, der Angst- oder Zwangs- *und* der somatisch Kranken

Erstere ist vorwiegend der kausal naturwissenschaftlichen, letztere der hermeneutischen Arbeitsweise verpflichtet. Somatische Medizin und medizinische Psychologie zusammen umgreifen einigermaßen das Feld der psychosomatischen Medizin. Sie sind aber nicht mit ihr identisch. Die phänomenologische Anthropologie ist eine Methode; sie ist eine Denkform, sie ist nicht eigenständig.

Man kann unterscheiden (Tabelle 4) eine *Anthropologie im konventionellen Sinne*. Sie ist eine Tochter der Biologie. Auch sie hat durch Virchow entscheidende Impulse empfangen. Sie entspricht dem, was wir in Deutschland akademisch als „Anthropologie und Humangenetik" institutionalisieren. Die *Anthropologie im Sinne einer neuen Aktualität* ist — paradoxerweise — älter. Sie fußt geistesgeschichtlich auf der Lehre von der *doctrina geminae naturae humanae*, reicht also in ihren Wurzeln auf Renaissance und Humanismus. Es handelt sich um die Darstellung der Zwillingsnatur des Menschen. Er hat als geistesbetroffenes körperliches Wesen Stellung

Wandlungen der Krankheitsforschung 29

zu nehmen zu sich selbst und zu seiner Umwelt. Er gilt als création de soi par soi.

Die medizinische Anthropologie (Tabelle 5) beschäftigt sich mit dem Eigentlich-Menschlichen in der Situation des Kranken. Ludolf Krehl hat in seinem nur einem kleinen Kreise zugänglich gemachten Tagebuch aus dem 1. Weltkrieg klargemacht, daß die Fortentwicklung des medizinischen Weltbildes nur durch den Eintritt der

Tabelle 4

Anthropologie im konventionellen Sinne
    Zweige der Biologie
    Beschäftigung mit der naturwissenschaftlichen Menschenkunde u. Vererbungslehre
    Anthropologie und Humangenetik
    (Blumenbach 1752—1840; S. Th. Soemmering 1755—1830)

Anthropologie im aktuellen Sinne
    Beschäftigung mit der doctrina geminae naturae humanae
    (Renaissance, Humanismus 15. sc. bis zu Kant 1724—1804 und Fichte 1762—1814)

Tabelle 5

Medizinische Anthropologie
    Beschäftigung mit dem Eigentlich-Menschlichen in der Situation des Kranken
    Einbeziehung der Subjektivität in den wissenschaftlichen „Entwurf"

Wurzeln: Ch. A. Heinroth (1773—1843): Über das Bedürfnis des Studiums der medizinischen Anthropologie (Leipzig 1806)

Elemente: 1. Konstitutionslehre u. Typologie (Fr. Kraus, 1897)
        2. Individualpathologie (Fr. Kraus, 1919, 1926; Fr. Curtius, 1939; C. Froboese, 1939)

Thema: 1. Über die natürliche Ungleichheit der Menschen (W. His, 1928)
       2. Der kranke Mensch. Einführung in die medizinische Anthropologie (V. v. Weizsäcker, 1951)

Persönlichkeit des Kranken als Forschungs- und Wertungsobjekt begründet liege. Dieser Subjektivismus (bezogen auf das Subjekt des kranken Menschen) oder Personalismus (bezogen auf die Persönlichkeit des Kranken) ist ein spezifischer Wesenszug Krehlscher Krankheitsforschung. Nach Krehls eigenen Worten bedeuten beide die Wiedereinsetzung der Geisteswissenschaften als zweite, neben den Naturwissenschaften gleichberechtigte tragende Säule der wissenschaftlichen Medizin. Diese „Subjektivität" gehört also ganz fest in das wissenschaftliche Programm einer anthropologischen Medizin.

Diese Art der Menschenbetrachtung geht, soweit wir wissen, auf Johann Christian August Heinroth, den ersten Inhaber des Lehrstuhles der Psychiatrie, Leipzig 1819, zurück. Die medizinische Anthropologie fußt auf *2 Elementen:* 1. Der Konstitutionslehre, 2. der Individualpathologie. Sie hat zum *Thema:*

1. die Ungleichheit der Menschen und

2. die mit dieser zusammenhängende Krankheitsmanifestation.

Meinem Fache steht am nächsten die *Anthropologie des Krankhaften* (Tabelle 6). Sie stützt sich auf die biographische Medizin. Sie kennt und wertet den medizinischen Personalismus. Sie weiß, daß der differenzierte Mensch seine Krankheit nicht erduldet, sondern kraft seiner Persönlichkeit gestaltet. Wir Pathologen bedürfen in

Tabelle 6

Anthropologie des Krankhaften

Beschäftigung mit den menscheneigentümlichen Erkrankungen. Welche Erkrankungen sind in der jeweils beobachteten Form für den Menschen spezifisch?

Elemente: 1. Biographische Medizin (R. Siebeck, 1937; P. Christian, 1969): Es wird versucht, den Kranken in seiner geschichtlichen Gewordenheit zu verstehen.

2. Medizinischer Personalismus (Stern, 1924; Krehl, 1930): Der Mensch vermag, seine Krankheitsvorgänge zu „gestalten"

3. Die Bedeutung der Anamnese für den Pathologen (Rössle, 1931)

besonderem Maße der Anamnese. Der Zeitfaktor bei einer Krankheitsentstehung ist uns für deren Beurteilung wichtig. Ohne Kenntnis desselben geraten wir in große Schwierigkeiten, wenn es gilt, eine Diagnose zu stellen.

Die naturwissenschaftliche Medizin läßt uns im Stiche, wenn die Rückführung von Krankheitssymptomen auf ein körperliches Substrat nicht gelingen will. Sie hat eine Grenze dort, wo offenbar wesensmäßig gleiche Krankheiten individuell verschieden ablaufen. R. Rössle hatte schon 1923 darauf aufmerksam gemacht, daß gerade entzündliche Krankheiten ein außerordentlich individuelles Gepräge tragen: Man habe *seinen* Typhus, *seine* Tuberkulose, *seine* Lungenentzündung.

Die Strukturanalyse des Körpers (Anatomie), die Kausalanalyse der Prozesse (Physiologie) lassen nur die Bedingungen der Leistung, gleichsam die biotechnischen Voraussetzungen eines Verhaltens, nicht aber deren Tatsächlichkeit erkennen. Man kann also aus der pathologischen Anatomie und Physiologie nicht das menschliche Verhalten in Tagen der Krankheit erklären, sondern nur die Bedingungen seiner Möglichkeiten und Unmöglichkeiten (P. Christian, 1969). Ebensowenig sind es Seele oder Geist, die als Erklärungsprinzipien in Anspruch genommen werden können. Ich darf dies mit Bestimmtheit den Vertretern der psychosomatischen Medizin gegenüber betonen. Jede Einseitigkeit der methodischen Haltung ist in kritischen Situationen zum Scheitern verurteilt.

Jede Bestimmung einer Person ist notwendig kasuistisch. Sie lebt einmalig-eventual. Jeder Kranke bietet Erscheinungen, die — genau genommen — nie da waren und nie wiederkehren, was ihre Bedingtheit und Gestaltung anbetrifft. Der Mensch steckt nicht blind in seiner Haut wie das Tier in seiner Decke. Der Mensch *hat* einen Körper, und er *ist* zugleich körperlich. Sein Verhalten, auch zu seinem eigenen Körper, bestimmt das Erscheinungsbild einer Krankheit, einfach weil der materielle Organismus durchgeistigt werden kann.

Wir leben in der eigenartigen Situation, daß wir uns weder von unserer Leiblichkeit ablösen noch uns mit ihr identifizieren können. Die menschliche Lebensform scheint in ihren natürlichen Grundlagen wesentlich bestimmt von der ästhetischen Grundfunktion der geistigen Haltung. Wir haben als Personen in Beziehung zu treten zu kranken Personen und nicht bloß zu Laboratoriumsbefunden oder krankhaften Erscheinungen. An der Wirklichkeit des kranken

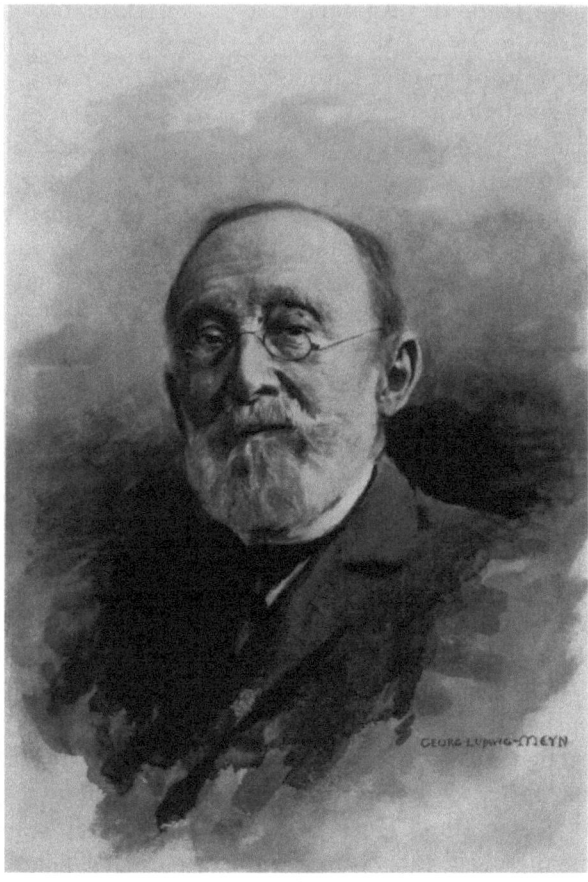

Abb. 3. Rudolf Virchow, etwa 80 Jahre alt, nach einer Lithographie; seltener Nachdruck, aus dem Privatbesitz des Verf.

punkte billigen oder ganz die gleichen Wandlungen erfahren werden. Die Hinwendung zur individualpathologischen Betrachtungsweise ist nicht nur eine humanistische, sie ist auch eine soziale Notwendigkeit. Hans Schaefer und Wolfgang Jacob haben häufig darauf hingewiesen. Denken Sie zurück an die Ärzteschulen der griechischen Antike. *Kos* lehrte: Die Medizin ist eine angeborene Kunst; sie verlangt von dem, der sie ausübt, besondere Eignung und Eigenschaften. Diese können nicht durch Lernen ersetzt werden. Es gilt, nicht den Erkenntnistrieb zu befriedigen, sondern Grundsätze für die Krankenbehandlung zu finden. Krankenheilung, nicht Krankheitslehre war die Aufgabe. *Knidos* dagegen sagt: Medizin ist eine erlernbare Wissenschaft für jeden. Wir suchen eine gesetzmäßige Einteilung von Krankheiten, wir suchen eine Krankheitslehre, wir fordern eine exakte Diagnostik!

Von nun an gehen Kos und Knidos wie zwei Wellen nebeneinander bis auf unsere Tage. 50 Jahre nach Hippokrates Tod gründete Alexander der Große sein Reich. Die Masse der Ärzte, die er benötigte, konnte von der Alexandrinischen Schule nur nach dem Knidischen System geliefert werden. Die Auslese angeborener Künstlerärzte mußte versagen. *So geht es auch heute.* Immer dann, wenn *ein* System enttäuscht hat, wenn die Rätsel einer Krankheit dem naturwissenschaftlichen System getrotzt haben, wenn sich Schwierigkeiten einstellen, die naturwissenschaftlichen Fortschritte auf die Lehre vom kranken Menschen anzuwenden, wenn man ermüdet und verwirrt von der Vielfalt der Methoden ist, dann meldet sich Kos zur Reaktion, und es entsteht ein neuer Hippokrates. Heute wird dieser gern im Lager der ,,Psycho-Socio-Anthropo-Fächer" gesucht. Erwarten Sie nicht, daß ich auf Tagesfragen in der Organisation des Gesundheits-, des Berentungswesens und der Leistungsentgelte eingehe. Ich bleibe bei den Grundlagen, Karl Steinbuch würde sagen, ,,bei der Hinterwelt".

Wir können auf Knidos, also auf das schulische System, allein aus quantitativen Gründen, die mit unserer Massengesellschaft zusammenhängen, nicht verzichten. Aber in unseren Herzen neigen wir zu Kos. Wir sind also naturwissenschaftlich geschulte Ärzte, wir sind Molekularpathologen und gute Techniker. Aber wir möchten doch auch verstehende Ärzte sein und gute Anthropologen werden.

Tatsächlich: Ich komme noch einmal zu Paul Ernst: ,,Der Geist der Medizin ist gar nicht leicht zu fassen! Man muß ihn an den Wurzeln packen oder zu den Quellen hinaufsteigen, wenn man ihn begreifen will."

Nachwort

Wer aus der Heidelberger Schule hervorgegangen ist, vermag sich dem überragenden Einfluß nicht zu entziehen, der von Geheimrat Prof. Dr. P. Ernst ausgegangen ist. Sein unmittelbarer Nachfolger, Prof. Dr. Alexander Schmincke, stand ganz im Banne von Ernsts Persönlichkeit. Ernst verstarb unmittelbar, nachdem der Verfasser dieser Zeilen seine Inauguraldissertation

Menschen gemessen ist die streng kausal-naturwissenschaftliche Medizin eine Methode von Verbindlichkeiten. Sie gibt durchaus nicht immer ein Bild von dem, was wirklich ist. Ihre Geltung ist eine kritische, sie ist keine ontische. Dies bedeutet aber, daß die naturwissenschaftlichen Daten alle richtig sind, das nur und ausschließlich hierauf gegründete Bild des Menschen aber doch falsch ist. Richtigkeit und Wahrheit machen einen Unterschied. Menschliches Selbstverständnis umfaßt des Menschen Möglichkeiten, nicht ihn selbst.

Wer auf den Grenzen der Epochen steht, erlebt eine Medizin in Bewegung (Siebeck). F. Büchner hat in seiner Freiburger Abschiedsvorlesung ,,Theorie und Pragma'' auseinandergesetzt: Wir werden nicht umhin können, zuzugeben, daß die stärkere Differenzierung auch im Felde der Krankheitsforschung zu einer methodischen Spezialisierung geführt hat, welche uns Mühe bereitet, das ,,Thema'' zu erkennen. Und in seiner Sammlung ,,Von der Größe und Gefährdung der modernen Medizin'' (1961) anerkennt er uneingeschränkt, daß niemand der technischen Perfektion bestimmter kurativer Möglichkeiten seine uneingeschränkte Bewunderung versagen kann und wird. Aber es zieht doch wie ein roter Faden durch alle Vorlesungen und Vorträge die Sorge um die Erhaltung der Würde des uns anvertrauten Kranken.

Wir hatten über ,,Standpunkte'' im Ablauf der Perioden sog. Krankheitsforschung zu sprechen. Lassen Sie mich ein letztes Mal zu Virchow zurückkehren (Abb. 3). Als Rudolf Virchow am Leibniz-Tag des Jahres 1873 in die physikalisch-mathematische Klasse der Preußischen Akademie der Wissenschaften aufgenommen wurde, formulierte er in seiner Antrittsrede einen Satz, der mir im Hinblick auf unsere heutige Anthropologie wichtig erscheint: ,,Es ist nicht mehr die Krankheit, welche wir suchen, sondern das veränderte Gewebe; es ist nicht mehr ein fremdartiges in den Menschen eingedrungenes Wesen, sondern unser eigenes Wesen, das wir erforschen''!

Die heutige Pathologie ist nicht mehr nur Cellular- oder Humoral- oder Solidarpathologie, sie ist bestimmt nicht nur Relations-, Konstitutions-, Konstellations- oder Ereignispathologie, sie ist vielmehr das eine so gut wie das andere (Ernst).

Sie haben eine Hinwendung erkannt, von der am Prinzip der cellularen Krankheitsmanifestation orientierten biologischen Doktrin zu einer neuen Form der Anthropologie. Ich glaube, sicher sein zu dürfen, daß alle Pathologen deutscher Zunge ähnliche Stand-

Wandlungen der Krankheitsforschung 35

unter A. Schmincke abgeschlossen hatte. Die Manen des Verstorbenen standen Pate bei allen Angelegenheiten des Institutes. Es galt damals als unausgesprochene Pflicht, gleichsam als Ehrensache, die Veröffentlichungen des Entschlafenen sorgfältigst gelesen zu haben. Bestimmte Passagen glücklicher Formulierungen prägten sich ein und begleiteten den Nepos durch das eigene Leben. So ist es nur natürlich, daß in vorstehender Studie manche Gedanken aus den Arbeiten von Ernst, andere aus denen von Virchow herstammen und mit dem Ergebnis der eigenen Bemühungen, gelegentlich wohl in einer Weise verbunden vorgebracht sind, daß es nicht leicht ist, die echte und wirkliche Herkunft *jeder* Stelle zu definieren — ein Phänomen, das wohl auch sonst in wissenschaftlichen Abhandlungen ähnlicher Zielsetzung beobachtet werden kann[2].

Was Virchows Leistung als *Pathologe* für Paul Ernst bedeutet haben mag, geht aus dem von Ernst hinterlassenen, mit eigener Hand geschriebenen „Lebenslauf, von Dr. Paul Ernst, inaktivem ordentlichen Professor in Heidelberg" hervor[3]. Ernst versuchte, sein Leben in „Perioden von je 7 Jahren" zu gliedern. Die von ihm genannten Daten sind folgende:

„1865 Eintritt in die Schule
1872 Beginn des griechischen Unterrichts
1879 Examen propaedeuticum (Physikum)
     Eintritt in die Klinik
1886 Ankunft in Heidelberg
1893 Extraordinariat in Heidelberg
1900 Ordinariat in Zürich
1907 Berufung nach Heidelberg
1914 Weltkrieg
1921 ‚Cellularpathologie einst und jetzt'
     (Festschrift zu Virchows 100. Geburtstag)
1928 Rücktritt (Emeritierung), Sizilien
1935 Rücktritt vom Sekretariat der Akademie der
     Wissenschaften (nach 8 Jahren)."

Den 9. Siebenjahresabschnitt läßt er auf das Jahr 1921 fallen und setzt hinzu den Titel seiner Arbeit in Virchows Archiv[4]. Eben diese Auseinandersetzung mit R. Virchow bedeutete ihm einen Lebensabschnitt. Eine stärkere Cäsur kann niemand setzen, denn sie charakterisiert einen Einfluß sehr bestimmter Art, den das wissenschaftliche Werk des Meisters auch auf das physische Leben eines Jüngers genommen hat.

Wer auf solchem Boden aufwuchs, kann nicht anders, als sich selbst den Aufgaben zuzuwenden und immer wieder zu versuchen, die Problemgeschichte zu begreifen. Bezüglich der historischen Daten hatte ich mich an Bariéty und Coury, wegen des allgemeinen historischen Hintergrundes (von Virchows Werk) an Walter Pagel gehalten. Mit Paul Ehrlich und Robert Rössle hatte ich mich 1954 und 1956, mit Virchows Cellularpathologie 1958 auseinandergesetzt. Mannigfaltigkeit der Themen und quantitative Dimension der Literatur sind unübersehbar. Die anthropologischen Zusammenhänge hatte ich für ein Werk von Gadamer und Vogler zu bearbeiten[5].

---

[2] cf. V. v. Weizsäcker, Vorrede zum „Gestaltkreis".
[3] Im Besitze von W. Doerr.
[4] Virchows Arch. path. Anat. **235**, 52 (1921).
[5] Neue Anthropologie. Stuttgart: Thieme, S. 491 (1971).

Den 11. Siebenjahresabschnitt (1935) legt Paul Ernst auf den Rücktritt vom Sekretariat der Heidelberger Akademie der Wissenschaften. Auch dieses Datum schien ihm wesentlich. Rudolf Virchow als Persönlichkeit, dessen Cellularpathologie und die Heidelberger Akademie müssen ihm Außerordentliches gegeben haben. Mögen diese Zeilen dem Andenken *beider*, dem Genius Rudolf Virchows und dessen getreuestem Gefolgsmann, Paul Ernst, gewidmet sein.

Literatur

Achelis, J. D.: Jahresbericht 1936/1938. Festsitzung der Heidelberger Akademie der Wissenschaften, 22. Mai 1938. Jahresheft 1936/1940. S. 29. Heidelberg: Weißsche Kommissionsbuchhandlung 1941.

Ackerknecht, E. H.: Typen der medizinischen Ausbildung im 19. Jahrhundert. Schweiz. med. Wschr. **87**, 1361 (1957).

— Rudolf Virchow. Stuttgart: Enke 1957.

Aschoff, L.: Vorträge über Pathologie. Jena: G. Fischer 1924.

Bariéty, M., Coury, Ch.: Histoire de la Médecine. Paris: Fayard 1963.

Bauer, K. H.: Mutationstheorie der Geschwulstentstehung. Berlin: Springer 1928.

Büchner, F.: Von der Größe und Gefährdung der modernen Medizin. Freiburg-Basel-Wien: Herder 1961.

— Theorie und Pragma in der Pathologie von heute. Freiburger Univ.-Reden, N.F., Heft 36. Freiburg: H. Schulz 1963.

Christian, P.: Medizinische und philosophische Anthropologie. Handbuch der allgemeinen Pathologie, Bd. I, S. 232. Berlin-Heidelberg-New York: Springer 1969.

Doerr, W.: Ehrlichs Bedeutung für Histophysiologie und Geschwulstlehre. Dtsch. med. J. **5**, H. 7 (1954).

— Robert Rössle 80 Jahre alt. Dtsch. med. J. **7**, H. 14 (1956); dort Lit. Rössles Arbeiten.

— Die Pathologie Rudolf Virchows und die Medizin unserer Zeit. Dtsch. med. Wschr. **83**, 370 (1958).

Du Bois-Reymond, E.: Goethe und kein Ende. Leipzig: Veit u. Comp. 1883.

Ehrlich, P.: Zusammenfassend dargestellt bei W. Doerr 1954.

Ernst, P.: Das morphologische Bedürfnis. Naturwissenschaften **14**, H. 48/49 (1926).

— Wurzeln der Medizin. Festrede, Jahresfeier 10. 6. 1928. S.-Ber. Heidelberger Akademie der Wissenschaften, math.-naturw. Kl. Jg. 1928, 12. Abh. Berlin-Leipzig: W. de Gruyter 1928.

— Wellen der Medizin. Eine Vorrede zur Medizingeschichte. Schweiz. med. Jb., S. 1. Basel: B. Schwabe 1930.

— Pathologie in den 50er Jahren. Verh. d. Nat. Med. Ver., N.F., Bd. XVII, H. 3, S. 203. Heidelberg: J. Hörning 1931.

— Epochen der Medizin seit 75 Jahren. Festschr. auf Heinrich Zangger, S. 1. Zürich: Rascher & Cie. 1934.

Feuerborn, H. J.: Zum Begriffe der „Ganzheit" lebender Systeme. Naturwissenschaften **26**, 761 (1938).

Froboese, C.: Rudolf Virchow. Stuttgart: G. Fischer 1953.

Hess, W. R.: Beziehungen zwischen psychischen Vorgängen und Organisation des Gehirnes. Studium generale **9**, 467 (1956); **10**, 327 (1957).

Heubner, W.: Die Medizin im Banne der Chemie. Ärztl. Wschr. **9**, 169 (1954).

Höpker, W.-W.: Informatik in der Pathologie. 283 S. Mannheim: Selbstverlag Fa. Boehringer 1970.
Hueck, W.: Rudolf Virchow, Felix Marchand und die Zellularpathologie. Münch. med. Wschr. 69, 1325 (1922).
Jacob, W.: Medizinische Anthropologie im 19. Jahrhundert. Stuttgart: F. Enke 1967.
— Die Allgemeine Krankheitslehre Virchows und ihre Bedeutung für die Gegenwart. Heidelberger Jahrbücher **11**, 57 (1967).
Kress, H. Frhr. v.: Betrachtungen im Gedenken an R. Virchow. Forschung, Praxis, Fortbildung **17**, 893 (1966).
Letterer, E.: Morphologische Äquivalentbilder immunologischer Vorgänge im Organismus. S.-Ber. Heidelberger Akad. Wissenschaften, math.-naturw. Kl., Jg. 1971, 1. Abh. Berlin-Heidelberg-New York: Springer 1971.
Oehme, C.: Lokalisationsprinzip und Funktionsanalyse im vegetativen Gebiet. Dtsch. med. Wschr. **70**, 263 (1964).
Oppenheim, P.: Die natürliche Ordnung der Wissenschaften. Grundgesetze der vergleichenden Wissenschaftslehre. Jena: G. Fischer 1926.
Pagel, W.: Virchow und die Grundlagen des 19. Jahrhunderts. Jena. med. hist. Beitr., H. XIV. Jena: G. Fischer 1931.
— Paracelsus. Basel-New York: Karger 1958.
— William Harvey's biological ideas. Basel-New York: Karger 1967.
Portmann, A.: Entläßt die Natur den Menschen? München: Piper 1970.
Ricker, G.: Pathologie als Naturwissenschaft. Berlin: J. Springer 1924.
Rickert, H.: Die Grenzen der naturwissenschaftlichen Begriffsbildung. Freiburg u. Leipzig: J. C. B. Mohr 1896.
Rössle, R.: Rudolf Virchow und die Konstitutionspathologie. Münch. med. Wschr. **68**, 1274 (1921).
— Die konstitutionelle Seite des Entzündungsproblems. Schweiz. med. Wschr. **53**, 1053 (1923).
— Die pathologische Anatomie des Johannes Müller. Arch. Gesch. Med. **22**, 24 (1929).
— Rudolf Virchow als Mensch und Forscher. Dtsch. Gesundh.-Wes. **1**, 788 (1946).
— Rudolf Virchow und die Königlich-Preußische Akademie der Wissenschaften. Berlin: Akademie-Verlag 1956.
Schade, H.: Die Molekularpathologie der Entzündung. Dresden u. Leipzig: Th. Steinkopff 1935.
Schaefer, H.: Die Medizin heute. München: Piper & Co. 1963.
Schwalbe, E.: Vorlesungen über Geschichte der Medizin. Jena: G. Fischer 1920.
Schwalbe, J.: Virchow-Bibliographie 1843—1901. Berlin: G. Reimer 1901.
Siebeck, R.: Medizin in Bewegung. Stuttgart: Thieme 1949.
Siegmund, H.: Reticuloendothel und aktives Mesenchym. Beihefte zur Med. Klin. **23**, H. 1 (1927).
Spiess, G. A.: Die Cellularpathologie im Gegensatz zur Humoral- und Solidarpathologie. Virchows Arch. path. Anat. **8**, 303 (1855).
Staudinger, H.: Über die Konstitution der hochmolekularen Stoffe. Naturwissenschaften **17**, 141 (1929).
Steinbuch, K.: Falsch programmiert, 2. Aufl. Stuttgart: Deutsche Verlagsanstalt 1968.

Virchow, R.: Über die Reform der pathologischen und therapeutischen Anschauungen durch die mikroskopischen Untersuchungen. Virchows Arch. path. Anat. **1**, 207 (1847).
— Die Einheitsbestrebungen in der wissenschaftlichen Medizin. Berlin: G. Reimer 1849.
— Mittheilungen über die in Oberschlesien herrschende Typhus-Epidemie. Virchows Arch. path. Anat. **2**, 143 (1849).
— Zur Streitfrage über die Bindesubstanzen. Virchows Arch. path. Anat. **5**, 590 (1853).
— Handbuch der speziellen Pathologie und Therapie, Bd. I. Erlangen: F. Enke 1854.
— Zellular-Pathologie. Virchows Arch. path. Anat. **8**, 1 (1855).
— Gesammelte Abhandlungen zur wissenschaftlichen Medizin. Frankfurt/M.: Meidinger 1856.
— Die Cellularpathologie in ihrer Begründung auf physiologische und pathologische Gewebelehre. Berlin: A. Hirschwald 1858.
— Goethe als Naturforscher und in besonderer Beziehung auf Schiller. Berlin: A. Hirschwald 1861.
— Vier Reden über Leben und Kranksein. Berlin: Georg Reimer 1862.
— Die krankhaften Geschwülste. Bd. I 1863, Bd. II 1865, Bd. III 1. Hälfte 1867. Berlin: A. Hirschwald 1863—1867.
— Krankheitswesen und Krankheitsursachen. Virchows Arch. path. Anat. **79**, 185 (1880).
— Über den Werth des pathologischen Experiments. Virchows Arch. path. Anat. **85**, 373 (1881).
— Der Stand der Cellularpathologie. Virchows Arch. path. Anat. **126**, 1 (1891).
— Morgagni und der anatomische Gedanke. Berl. klin. Wschr. **31**, 345 (1894).
— Hundert Jahre allgemeiner Pathologie, S. 589. Berlin: A. Hirschwald 1895.
— Über das Bedürfnis und die Richtigkeit einer Medizin vom mechanischen Standpunkt. Rede zur Feier von Görckes Geburtstag am 3. 5. 1845. Virchows Arch. path. Anat. **188**, 1 (1907).
Weizsäcker, V. v.: Der Gestaltkreis. Theorie der Einheit von Wahrnehmen und Bewegen, 3. Aufl. Stuttgart: Thieme 1947.
Windelband, W.: Geschichte und Naturwissenschaft. Straßburg: J. H. E. Heitz 1894.

Tabelle 1. *Schema der durchlaufenden geistesgeschichtlichen Grundzüge in der Gesamtentwicklung der Medizin als Wissenschaft unter Herausstellung „der Pathologie als Lehre von der Krankheitsentstehung"*

„Wellen der Medizin", zusammengestellt nach den Aufzeichnungen des Akademiemitglieds Paul Ernst (Aufnahme in die Akademie 1918); cf. Schweiz. med. Jb. Basel: B. Schwabe 1930, S. 1—13. Ergänzt und verändert

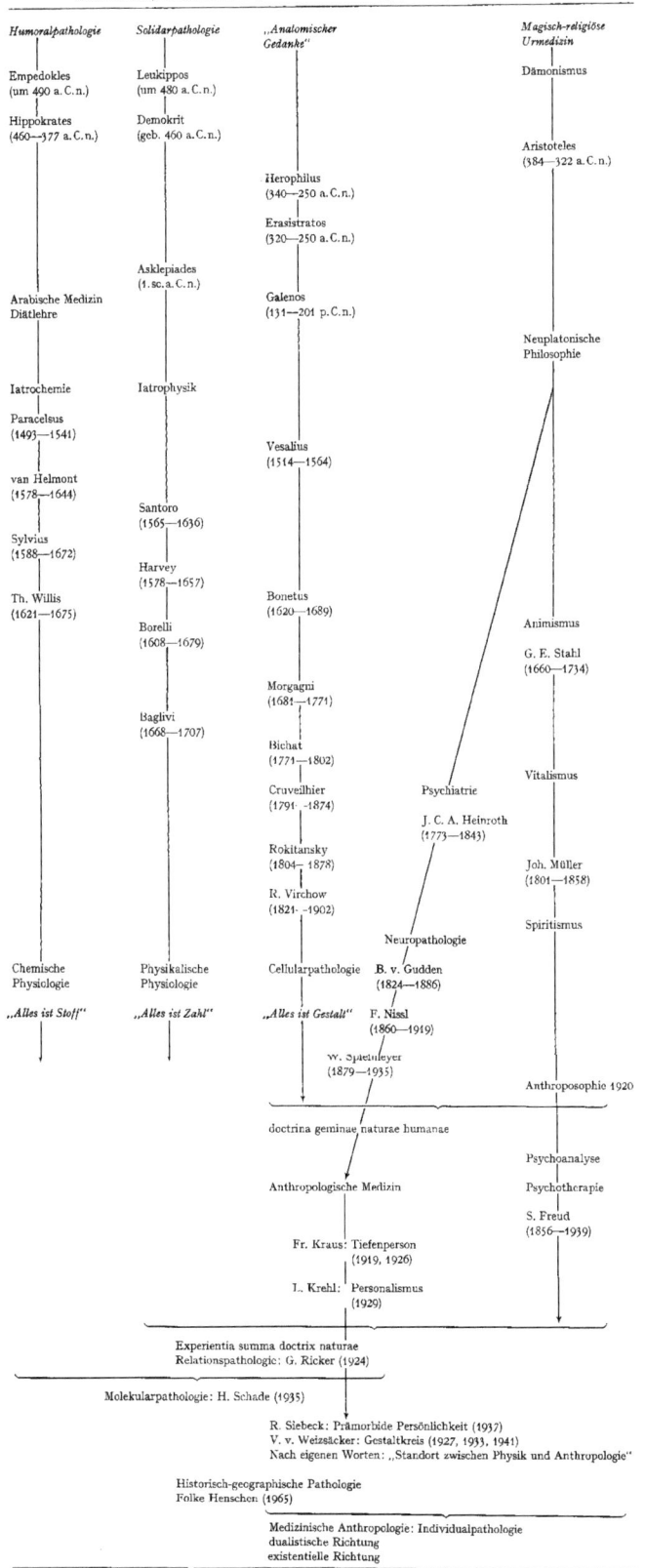

Sitzungsberichte der Heidelberger Akademie der Wissenschaften
Mathematisch-naturwissenschaftliche Klasse

Erschienene Jahrgänge

Inhalt des Jahrgangs 1959:
1. W. Rauh und H. Falk. Stylites E. Amstutz, eine neue Isoëtacee aus den Hochanden Perus. 1. Teil. DM 23.40.
2. W. Rauh und H. Falk. Stylites E. Amstutz, eine neue Isoëtacee aus den Hochanden Perus. 2. Teil. DM 33.—.
3. H. A. Weidenmüller. Eine allgemeine Formulierung der Theorie der Oberflächenreaktionen mit Anwendung auf die Winkelverteilung bei Strippingreaktionen. DM 6.30.
4. M. Ehlich und M. Müller. Über die Differentialgleichungen der bimolekularen Reaktion 2. Ordnung. DM 11.40.
5. Vorträge und Diskussionen beim Kolloquium über Bildwandler und Bildspeicherröhren. Herausgegeben von H. Siedentopf. DM 16.20.
6. H. J. Mang. Zur Theorie des α-Zerfalls. DM 10.—.

Inhalt des Jahrgangs 1960/61:
1. R. Berger. Über verschiedene Differentenbegriffe. DM 8.40.
2. P. Swings. Problems of Astronomical Spectroscopy. DM 3.50.
3. H. Kopfermann. Über optisches Pumpen an Gasen. DM 5.80.
4. F. Kasch. Projektive Frobenius-Erweiterungen. DM 6.—.
5. J. Petzold. Theorie des Mößbauer-Effektes. DM 13.80.
6. O. Renner. William Bateson und Carl Correns. DM 4.—.
7. W. Rauh. Weitere Untersuchungen an Didiereaceen. 1. Teil. DM 43.80.

Inhalt des Jahrgangs 1962/64:
1. E. Rodenwaldt und H. Lehmann. Die antiken Emissare von Cosa-Ansedonia, ein Beitrag zur Frage der Entwässerung der Maremmen in etruskischer Zeit. DM 6.90.
2. Symposium über Automation und Digitalisierung in der Astronomischen Meßtechnik. Herausgegeben von H. Siedentopf. DM 32.80.
3. W. Jehne. Die Struktur der symplektischen Gruppe über lokalen und dedekindschen Ringen. DM 15.40.
4. W. Doerr. Gangarten der Arteriosklerose. DM 11.40.
5. J. Kuprianoff. Probleme der Strahlenkonservierung von Lebensmitteln. DM 5.20.
6. P. Čolak-Antić. Dreidimensionale Instabilitätserscheinungen des laminarturbulenten Umschlages bei freier Konvektion längs einer vertikalen geheizten Platte. DM 14.40.

Inhalt des Jahrgangs 1965:
1. S. E. Kuss. Revision der europäischen Amphicyoninae (Canidae, Carnivora, Mam.) ausschließlich der voroberstampischen Formen. DM 38.80.
2. E. Kauker. Globale Verbreitung des Milzbrandes um 1960. DM 7.20.
3. W. Rauh und H.-F. Schölch. Weitere Untersuchungen an Didieraceen. 2. Teil. DM 70.—.
4. W. Felscher. Adjungierte Funktoren und primitive Klassen. DM 18.—.

Inhalt des Jahrgangs 1966:
1. W. Rauh und I. Jäger-Zürn. Zur Kenntnis der Hydrostachyaceae. 1. Teil. DM 30.60.
2. M. R. Lemberg. Chemische Struktur und Reaktionsmechanismus der Cytochromoxydase (Atmungsferment). DM 4.80.
3. R. Berger. Differentiale höherer Ordnung und Körpererweiterungen bei Primzahlcharakteristik. DM 23.—.

Sitzungsberichte der Heidelberger Akademie der Wissenschaften
Mathematisch-naturwissenschaftliche Klasse

Erschienene Jahrgänge

Inhalt des Jahrgangs 1959:
1. W. Rauh und H. Falk. Stylites E. Amstutz, eine neue Isoëtacee aus den Hochanden Perus. 1. Teil. DM 23.40.
2. W. Rauh und H. Falk. Stylites E. Amstutz, eine neue Isoëtacee aus den Hochanden Perus. 2. Teil. DM 33.—.
3. H. A. Weidenmüller. Eine allgemeine Formulierung der Theorie der Oberflächenreaktionen mit Anwendung auf die Winkelverteilung bei Strippingreaktionen. DM 6.30.
4. M. Ehlich und M. Müller. Über die Differentialgleichungen der bimolekularen Reaktion 2. Ordnung. DM 11.40.
5. Vorträge und Diskussionen beim Kolloquium über Bildwandler und Bildspeicherröhren. Herausgegeben von H. Siedentopf. DM 16.20.
6. H. J. Mang. Zur Theorie des α-Zerfalls. DM 10.—.

Inhalt des Jahrgangs 1960/61:
1. R. Berger. Über verschiedene Differentenbegriffe. DM 8.40.
2. P. Swings. Problems of Astronomical Spectroscopy. DM 3.50.
3. H. Kopfermann. Über optisches Pumpen an Gasen. DM 5.80.
4. F. Kasch. Projektive Frobenius-Erweiterungen. DM 6.—.
5. J. Petzold. Theorie des Mößbauer-Effektes. DM 13.80.
6. O. Renner. William Bateson und Carl Correns. DM 4.—.
7. W. Rauh. Weitere Untersuchungen an Didiereaceen. 1. Teil. DM 43.80.

Inhalt des Jahrgangs 1962/64:
1. E. Rodenwaldt und H. Lehmann. Die antiken Emissare von Cosa-Ansedonia, ein Beitrag zur Frage der Entwässerung der Maremmen in etruskischer Zeit. DM 6.90.
2. Symposium über Automation und Digitalisierung in der Astronomischen Meßtechnik. Herausgegeben von H. Siedentopf. DM 32.80.
3. W. Jehne. Die Struktur der symplektischen Gruppe über lokalen und dedekindschen Ringen. DM 15.40.
4. W. Doerr. Gangarten der Arteriosklerose. DM 11.40.
5. J. Kuprianoff. Probleme der Strahlenkonservierung von Lebensmitteln. DM 5.20.
6. P. Čolak-Antić. Dreidimensionale Instabilitätserscheinungen des laminarturbulenten Umschlages bei freier Konvektion längs einer vertikalen geheizten Platte. DM 14.40.

Inhalt des Jahrgangs 1965:
1. S. E. Kuss. Revision der europäischen Amphicyoninae (Canidae, Carnivora, Mam.) ausschließlich der voroberstampischen Formen. DM 38.80.
2. E. Kauker. Globale Verbreitung des Milzbrandes um 1960. DM 7.20.
3. W. Rauh und H.-F. Schölch. Weitere Untersuchungen an Didieraceen. 2. Teil. DM 70.—.
4. W. Felscher. Adjungierte Funktoren und primitive Klassen. DM 18.—.

Inhalt des Jahrgangs 1966:
1. W. Rauh und I. Jäger-Zürn. Zur Kenntnis der Hydrostachyaceae. 1. Teil. DM 30.60.
2. M. R. Lemberg. Chemische Struktur und Reaktionsmechanismus der Cytochromoxydase (Atmungsferment). DM 4.80.
3. R. Berger. Differentiale höherer Ordnung und Körpererweiterungen bei Primzahlcharakteristik. DM 23.—.

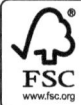

If you have any concerns about our products,
you can contact us on
ProductSafety@springernature.com

In case Publisher is established outside the EU,
the EU authorized representative is:
**Springer Nature Customer Service Center GmbH
Europaplatz 3, 69115 Heidelberg, Germany**

Printed by Libri Plureos GmbH
in Hamburg, Germany